웰니스 혁명에서 가장 최근에 발견된 솔루션

줄기세포 뉴트리션의 파워

THE AMAZING POWER OF
STEM CELL NUTRITION

저자 : 앨런 서머솔
역자 : 서현석

웰니스 혁명에서 가장 최근에 발견된 솔루션

줄기세포 뉴트리션의 파워

저자 · 앨런 서머솔
번역 · 서현석
초판 발행 · 2013년 11월 15일
발행처 · 용안 미디어
주소 · 서울시 강남구 역삼동 696-25
전화 · 02-569-6007 | 팩스 · 02-3453-7629
인쇄 · 용안 미디어
등록 · ISBN 978-89-86151-79-0 02320

법적고지

이 책은 일반 대중에게 보편적인 정보를 제공하기 위해 기획된 것으로, 이 책에 포함되어 있는 모든 내용은 독자들로 하여금 어떠한 형태의 자가진단이나 치료를 추천하거나 권장하기 위한 의도로 저술된 것이 아니라는 점을 밝힙니다. 의료 문제에 대해서는 개개인의 상태를 바탕으로 의료 전문가와 상담을 거치는 것이 바람직합니다. 또한 이 책을 처방을 위한 우선적인 평가 기준으로 추천하는 것도 권장하지 않습니다. 뉴트리션 및 건강에 대한 욕구는 연령, 성별, 병력, 건강 상태와 라이프스타일에 따라 개인마다 상이합니다. 이 책에 소개되어 있는 내용은 식약청의 평가를 거치지 않았습니다.

모든 사람들에게 임상학적인 질환의 부재에서 그치지 않고 자연과 과학이 조화를 이루는 세상에서 개개인이 향유할 수 있는 최고의 삶을 경험할수 있도록 해준 웰니스 선구자들에게 이 책을 바칩니다. 그리고 우리는 웰니스 옹호자로서 그분들이 이루어놓은 업적을 발판으로 계속 전진하고자 합니다.

감사의 말씀

이 책이 나오기까지 많은 도움을 주신 분들께 진심으로 감사의 말씀을 전하고 싶습니다. 우선 줄기세포라는 주제에 대해 저의 관심을 자극하고 저술 작업을 처음부터 끝까지 독려해준 돈 칸(Don Karn), 문장을 가다듬고 정교화하는데 도움을 주신 많은 편집 담당자 여러분; 수년 동안 저의 대리인으로서 여러 권의 서적을 출판하는 일을 저에게 즐거운 경험으로 만들어주고 값진 결과를 갖도록 해준 캐롤리나(Carolina), 표지 디자인을 담당해준 마가렛 아넨(Margaret Aanen), 이 책을 위해 기꺼이 추천사를 써주신 하브 학슨 박사님(Harv Haakonson MD), 데니스 포레스터 박사님(Dennis Forrester MD), 허먼 벨 박사님(Herman Bell DO), 샤리아 바지리타바 박사님(Shahriar Vaziritabar MD), 미아 호지 박사님(Mia Hosey DC), 레이 플린 대사님(Ambassador Ray Flynn); 그리고 인내심과 이해력을 바탕으로 저술 작업을 하는 내내 항상 힘이 되어 주고, 편집자와 훌륭한 비평가의 역할을 해주었으며, 무한한 애정과 지혜를 통해 통찰력을 제공해준 저의 아내 버지니아(Virginia)를 포함하여 모든 분들께 진심으로 감사의 뜻을 전하고자 합니다. 이 분들의 도움이 없었다면 이 책은 세상에 나오지 못했을 것입니다. 끝으로 이 책과 관련해 부족한 부분은 저의 부족함 때문이라는 점을 밝히고 싶습니다.

앨런 서머솔 박사 (Dr. Allan Somersall)

프롤로그

줄기세포의 시대가 도래하였습니다. 많은 사람들이 그러한 사실을 알고 있으며 앞으로 더 많은 사람들이 이를 알게 되기를 희망하고 있습니다. 우리는 충분한 영양 섭취와 건강보조제가 건강과 웰니스를 유지하는데 매우 중요한 역할을 수행한다는 점도 알고 있습니다. 이 책은 그러한 놀라운 진실을 소개하기 위해 기획된 것입니다. 실제로 재생의학(Regenerative Medicine)이 만성 질환을 포함한 다양한 건강 문제를 해결해줄 수 있다는 잠재력에 대해 언론매체가 보여주고 있는 엄청난 관심과 다소 과장된 표현들이 일반 대중들로 하여금 비현실적인 기대감을 갖도록 하였습니다. 하지만 아무리 낙관적으로 생각한다 하더라도 그러한 혁신은 줄기세포에 대한 광범위한 응용이 현실로 이루어지고 난 후에도 몇 십 년은 더 걸릴 수 있습니다. 한편, 사람들은 배아줄기세포에 대한 지나친 기대감으로 성체줄기세포가 발휘할 수 있는 혜택을 간과하는 경향이 있습니다.

줄기세포는 골수를 떠나 끊임없이 혈류를 순환하면서 도움이 필요한 조직으로 이동하고, 거기에서 증식과 분화를 거쳐 해당 조직의 세포가 됩니다. 우리는 이러한 사실을 다섯 문장으로 표현해보고자 합니다.

하나, 모든 사람들은 줄기세포를 가지고 있다.

둘, 모든 사람들은 줄기세포를 사용한다.

셋, 모든 사람들은 매일 줄기세포를 사용한다.

넷, 줄기세포는 효과를 발휘한다.

다섯, 그리고 항상 효과를 발휘한다.

이 책에서 소개하고자 하는 두 번째 혁신적인 발견은 특정 천연 물질이 줄기세포 재생 과정을 지원한다는 점입니다. 우리는 이러한 물질을 **줄기세포 뉴트리션**이라고 정의합니다. 연구 조사에 따르면 남조류, 미역과 같은 미세조류(微細藻類)에서 발견되는 L-셀렉틴 차단제가 골수에서 줄기세포가 방출되는 것을 촉진시켜줍니다. 더 나아가 또 다른 천연 물질이 이들 조류를 보완하여 줄기세포의 순환 및 필요한 조직으로의 이동을 추가적으로 지원합니다. 이 책은 바로 이러한 내용을 소개하기 위한 것입니다.

이 책은 총 4부로 이루어져 있으며, 각 부분이 독자적으로 구성되어 있으므로 독자들은 순서와 관계없이 필요한 부분을 선택하여 읽을 수 있습니다. 아울러 상세 내용을 전부 읽기 어려운 경우, 각 부가 끝날 때마다 요약 포인트를 제공함으로써 핵심 사항을 신속하게 확인할 수 있도록 하였습니다.

1부는 의학 및 과학, 그리고 폭넓은 분야에서 폭발적인 관심을 불러 일으킨 줄기세포 혁명에 대해 소개하고 있습니다. 1장에서 줄기세포의 기본적인 특성에 대해 간단히 요약하고, 2장에서는 줄기세포의 재생이론에 대해 보다 구체적으로 논의하고자 합니다.

2부는 첨단 뉴트리션 및 건강보조제 분야의 현 상황에 대해 소개하고자 합니다. 이러한 트렌드의 중심에는 줄기세포 뉴트리션이 자리잡고 있습니다. 3장에서는 획기적인 발견 내용을 통해 줄기세포 뉴트리션의 3대 요소에 대해 논의하고자 합니다. 그리고 계속되는 4장에서는 건강 및 웰니스 분야에서 이루어진 놀라운 혁신이 함축하고 있는 의미와 응용 가능성에 대해 소개하고자 합니다.

3부가 시작되는 5장에서는 북미와 북미의 원시 호수를 여행하면서 혁신의 원천을 탐험해보겠습니다. 그곳에서 우리는 줄기세포 뉴트리션의 근간을 구성하는 최상의 AFA 공급원을 만날 수 있습니다. 우리는 바로 그곳에서 '해캄에서 발견한 골든 뉴트리션'을 발견할 수 있습니다. 6장 및 7장에서는 이러한 황금 원료를 수확, 가공하고 품질을 보증하며 안전성을 개선시키는 최고의 표준에 대해 상세하게 소개하고자 합니다.

끝으로 4부에서는, 8장에서 천연 솔루션을 바탕으로 한 뉴트리션에 대해 논의하고자 합니다. 9장에서는 다양한 웰니스 요소를 바탕으로 한 줄기세포 라이프스타일에 대해 살펴보겠습니다. 그리고 10장에서는 아직도 예측하기 어려운 줄기세포의 미래에 대한 얘기를 나눠보겠습니다.

이 책의 결론은 줄기세포 뉴트리션이 현재 시점에서 선택할 수 있는 건강과 웰니스를 위한 가장 효과적인 방법이며 오직 개인적인 라이프스타일 선택에 의해서만 제한 받는 솔루션이라는 점입니다.

계속해서 즐거운 독서가 되길 바랍니다.

앨런 서머솔

THE AMAZING POWER OF
STEM CELL NUTRITION

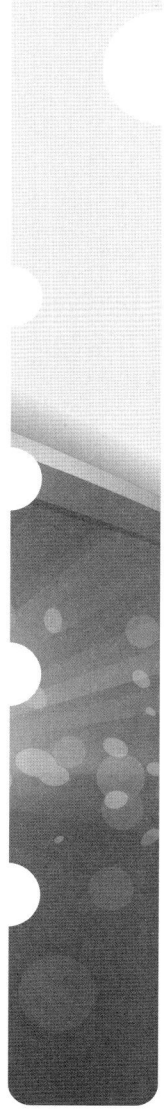

웰니스 혁명에서 가장 최근에 발견된 솔루션
줄기세포 뉴트리션의 파워

프롤로그

제1부 줄기세포 혁명 (The STEM CELL Revolution)
1장 　　• 줄기세포 혁명 13
2장 　　• 줄기세포의 일반적인 역할 29
제1부 요약 10대 핵심 포인트 47

제2부 뉴트리션의 진화 (The Evolution of NUTRITION)
3장 　　• 뉴트리션의 진화 53
4장 　　• 첨단 뉴트리션 97
제2부 요약 10대 핵심 포인트 127

제3부 혁신의 근원 (Sources of Innovation)
5장 　　• 해캄에서 뉴트리션 금광으로 133
6장 　　• 골든(Golden) 뉴트리션의 수확 155
7장 　　• 최상의 기준 167
제3부 요약 10대 핵심 포인트 183

제4부 웰니스의 전환 (The Wellness Transformation)
8장 　　• 웰니스, 뉴트리션 & 의학 189
9장 　　• 줄기세포 라이프스타일 219
10장 　　• 줄기세포의 미래 243
제4부 요약 10대 핵심 포인트 246

참고문헌 249

제1부. 줄기세포 혁명
(The STEM CELL Revolution)

1장·줄기세포 혁명

2장·줄기세포의 일반적인 역할

(제1부 요약 10대 핵심 포인트)

혁명 (Revolution) | 기존의 관습이나 제도를 근원적으로 변화시켜 모든 사람들에게 중요한 결과를 초래하는 사건이나 과정

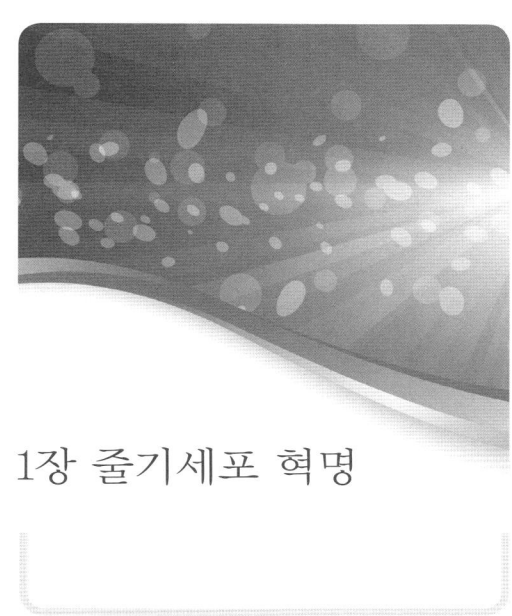

1장 줄기세포 혁명

세상은 참으로 몰라보게 바뀌고 있습니다!

저는 1980년대에 토론토대학에서 의학을 공부했습니다. 그 당시에는 줄기세포라는 주제가 지금과는 달리 연구실 근처에서조차도 전혀 주목을 끌지 못했습니다.

하지만 지금은 전 세계가 줄기세포가 가지고 있는 기적과도 같은 잠재력으로 인하여 들썩이고 있습니다. 언론매체가 보이는 관심 또한 대중의 상상력을 자극하고 있습니다. 최근까지만 해도 기껏 공상과학 소설에나 나올법한 주제가 이제는 믿기 힘들 만큼 강력한 기대감으로 변하게 되었습니다. 사람들은 치명적인 질병이 기적 같은 힘을 발휘하는 줄기세포에서 유도한 맞춤식 조직과 장기로 치유될 수 있을 것이라고 꿈꾸고 있습니다.

만일 우리가 윤리적인 문제를 포함하여 모든 한계를 극복하고 줄기세포가 가지고 있는 잠재력을 최대한 활용할 수 있다면 우리는 조만간 현대 생물학의 성배(聖杯)라고 말할 수 있는 불로초인 '재생의학'을 만나게 될지 모릅니다. 그리고 그 날이 하루 빨리 오기를 학수고대합니다.

바꾸어 말하면 현재 줄기세포 혁명이 진행되고 있으며, **전 세계에 있는 수많은 연구소가 매년 수십억 달러를 투자해 줄기세포 현상과 응용 분야의 지식을 빠른 속도로 축적해나가고 있습니다.** 노벨상위원회가 지난 몇 년 동안 줄기세포 분야에서 2건의 노벨생리의학상을 수여한 것도 그러한 사실을 입증해주고 있습니다.

2007년, 마리오 카페치, 마틴 에반스와 올리버는 유전자표적화 전략을 사용하여 특정 유전자의 기능을 없앤 쥐(일명 '녹아웃 생쥐')로부터 추출한 배아줄기세포에 대한 연구로 노벨생리의학상을 수상하였습니다.

그리고 불과 5년 만인 2012년, 시냐 야마나하와 존 구든이 **인체 세포가 전혀 다른 종류의 세포로 프로그램화**될 수 있다는 획기적인 발견으로

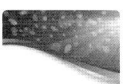

노벨상을 수상하였습니다. 그들의 연구는 동물 복제 메커니즘을 확인해준 것으로, 현재 배아줄기세포 활용에 대한 현실적인 대안을 제시하고 있습니다.

구든 교수는 이미 50년 전에 세포가 분화 및 특성화 과정을 거칠 때에도 유전자 전체 구성을 유지한다는 사실을 확인하였습니다. 그리고 2006년에는 야마나하 박사가 소수의 특정 유전자를 제어할 수 있는 비교적 단순한 방법을 사용하여 쥐의 피부 세포를 원시 세포로 전환시켰습니다. 그리고 이 세포를 다시 다양한 성체 세포로 분화하도록 조작하였습니다.

이러한 과정들은 가히 혁명적인 발견이라고 할 수 있습니다. 동물 복제와 줄기세포의 복원(reprogramming)은 믿기 어려울 정도로 놀라운 것입니다. 만일 줄기세포가 피부, 뼈, 혈액, 신경, 근육과 같은 조직으로 분화될 수 있다면 그리고 그러한 원시 세포를 생성하고 제어할 수 있다면, 손상되거나 기능이 마비되고 마모된 인체의 기관들을 재생, 복원 및 재건시킬 수 있을 것입니다. 그것이 바로 새로운 시대의 의료기술 및 치료의 매력적인 전망입니다.

그러나 아직은 그 진행이 미미하며, **기적적인 치유는 우리가 쉽게 손을 뻗쳐 잡을 수 있는 거리에까지는 도달하지 못한 실정입니다.**

공공분야와 민간분야에서 쏟아 부은 수백억 달러의 연구 기금과, 기대에 찬 언론 보도, 강력한 정책적 지원에도 불구하고 줄기세포를 활용한 현실적인 치료 방법은 아직 매우 제한적인 범위에서만 가능합니다. 또한 연구 실험실에서 많은 발전이 이루어졌음에도 불구하고 임상의학 분야에서는 아직 그에 상응하는 발전이 이루어지지 않고 있는 것도 사실입니다.

우리는 이처럼 더디면서도 값비싼 연구 노력을 추구하는 한편, 다양한 방법을 통하여 대안을 찾고 있는 또다른 현실을 간과해서는 안 됩니다. 우리는 다양한 문제들에 대해 자연에서 간단한 해결책을 찾을 수 있을지도 모릅니다. **음식이 의학에 우선하는 것처럼 줄기세포 뉴트리션이 줄기세포 의학보다 우선시 될 수 있지 않을까요?** 의학분야에서 기대되는 혁신이 나타나기 전에 줄기세포를 응용한 기능식품의 효과가 먼저 실현될 수 있지 않을까요?

사실 그것이 이 책을 통해 보여주고자 하는 내용입니다. 그리고 천연 식물 기반의 제품이 어떤 식으로 인체의 골수로부터 성체줄기세포가 혈류를 통해 조직으로 방출 및 이동을 지원할 수 있는지 논의할 것입니다. 저자는 줄기세포의 이동을 증가시킴으로써 얻을 수 있는 가치를 바로 이 책에서 논의하고자 합니다. 또한 일반인들이 꿈에도 생각하지 못할 만큼 강력한 건강 혜택 및 보다 나은 웰니스를 경험할 수 있는 보편적인 솔루션에 대해 강조할 것입니다.

그러나 시작에 앞서 한 가지 언급하지 않으면 안될 것이 있습니다. 우리 인체에는 아주 작은 수십조의 세포들이 이 순간에도 매우 복잡하면서도 정교한 화학 반응을 끊임없이 처리하고 있습니다. 우리 인체를 구성하는 수십조의 세포 중에서 15조의 세포가 골수에 존재하고

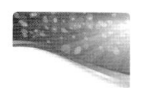

있습니다. 그리고 이들 중 1.5억개의 줄기세포가 매우 특별한 기능을 수행합니다. 줄기세포라는 명칭은 1909년 러시아의 조직학자인 알렉산더 마크시모프[1]가 처음 사용했지만, 줄기세포가 가지고 있는 생리학적인 현상과 의미가 관심을 얻기까지는 수십년의 세월이 필요했습니다.

1960년대 초, 캐나다 출신의 제임스 틸과 언스트 매컬로크가 처음으로 골수에 줄기세포가 포함되어 있다는 사실을 명백하게 입증했습니다[2]. 이들은 쥐를 높은 방사선량에 노출시켜 혈액 생성과 면역 반응을 담당하는 시스템을 완전히 붕괴시켰습니다. 그리고 이들에게 정상적인 골수세포를 이식했습니다. 그 결과, 이식을 받은 쥐들만이 생존했으며 그렇지 않은 쥐들은 죽었습니다. 그리고 이식된 새로운 골수세포가 혈액과 면역 시스템을 재구축했습니다. 이러한 현상이 인체골수이식의 밑바탕이 되었습니다.

그리고 20여 년이 지난 후, 연구자들은 난자 수정 후 수일 이내에 생성되는 쥐의 배반포로부터 세포를 추출하는 방법을 터득하게 되었습니다[3]. 그들은 이들 세포를 실험실에서 페트리디쉬와 특별한 배양액을 사용하여 배양했습니다. 이 배양 세포는 스스로를 재생하는 세포가 되었지만(증식), 적절한 생화학적 신호에 노출되기 전까지는 분화된 세포의 특징은 보이지 않았습니다(분화)[4].

1998년, 위스콘신대학교의 과학자인 제임스 톰슨이 이끄는 연구팀이 인공수정 병원의 도움을 받아 시험관에서 수정된 인체 배아로부터

* 아래첨자는 뒷편 참고문헌의 번호입니다.

세포를 분리시키는 일에 성공했다고 보고한 이후 본격적인 혁명이 시작되었습니다. 이것이 **세계 최초의 인체배아줄기세포였습니다**[3].

현재 전 세계적인 센세이션을 일으킨 현상은 그렇게 시작되었습니다. 하지만 논란이 없었던 것은 아닙니다. 그 논란의 중심은 바로 인간의 배아였습니다. 도덕적, 종교적 및 정치적 문제가 복합적으로 작용한 초기 윤리적 문제는 줄기세포의 발전에 어두운 그림자를 드리웠으며 그 결과 성체줄기세포의 발전을 더디게 만들었습니다.

그럼 이제 다음 다섯 가지 질문을 통해 용어를 명쾌하게 정의하고자 합니다.

1. 줄기세포란 무엇인가?

줄기세포는 조직 내에서 두 가지 측면의 다른 특징을 가지고 있는 세포를 말한다:

① 줄기세포는 장시간 동안 복제(증식)할 수 있는 능력을 가지고 있다(흔히 조직의 라이프사이클 전체에 걸쳐 가능).

② 줄기세포는 생체 또는 시험관에서 분화나 특성화 과정을 통해 다른 유형의 세포가 되는 자세포(Daughter Cell)를 생산할 수 있다.

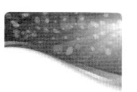

줄기세포는 무한정으로 복제가 가능하며 인체의 어떤 조직 세포로도 분화가 가능한 세포라고 간단히 정의 내릴 수 있습니다. 현실적인 측면에서 다음과 같은 2가지의 기능을 수행하는 개별 세포나 세포 그룹은 '줄기세포'라고 명명할 수 있습니다:

③ 초기 배아 발달 단계에서 보이는 3가지 배엽(germ-layers) 중 한가지 특성을 갖는 세포로 분화.

④ 다양한 인체 조직과 장기가 결합된 세포의 무리인 테라토마(teratoma)의 형성에 기여.

2. 줄기세포에는 어떤 종류가 있는가?

줄기세포는 그 근원과 목적에 따라 분류할 수 있습니다. 우선 근원에 따른 분류로서 3가지의 줄기세포를 들 수 있습니다.

배아줄기세포(Embryonic stem cell)는 1981년에 처음으로 쥐의 초기 배아에서 분리시키는데 성공했습니다. 쥐의 줄기세포와 관련된 연구는 인체 배아에서 줄기세포를 유도하는 효과적인 방법의 발견으로 이어졌으며(1988), 그 후 시험관 배양에 성공하였습니다.

성체줄기세포(Adult stem cell, 비배아줄기세포, 신체줄기세포, 또는 조직줄기세포라고도 함)는 그 명칭이 잘못된 것이라 말할 수 있습니다. 그 이유는 성체줄기세포가 출산 이전의 태아에게서도 나타나기 때문입니다.

기타줄기세포(Non-embryonic or Somatic or Tissue stem cell)는 자궁 내의 정상적인 착상이 아닌 방식으로 무한 복제하는 특성을 가지고 있으며, 필요한 경우 특정 분화 세포를 생성하게 됩니다. 따라서 이들도 진정한 의미의 성체줄기세포라고 말할 수 있습니다. 우리는 그러한 성체줄기세포가 광범위한 조직에서 발견된다는 것을 알고 있습니다. 가장 잘 알려지고 가장 많은 연구가 이루어진 줄기세포는 피부와 혈액 생성 줄기세포입니다. 하지만 간, 폐, 근육 및 장기, 지방조직, 뇌, 심근, 혈관, 힘줄과 코의 후상피(嗅上皮) 등에서 줄기세포가 계속 발견되고 있습니다.

2006년, 혁신적인 발견이 이루어졌습니다. 이 발견은 앞서 언급했던 노벨상 수상 연구 내용에 포함되어 있었습니다. 연구자들은 분화된 성체세포들도 유전학적으로 다시 프로그램되도록 하는 조건을 확인했습니다[5]. 일부 유전자를 제어함으로써 정상적인 세포(이미 분화된 세포 포함)를 원시 세포로 바꿀 수 있었습니다. 그리고 이렇게 해서 생긴 원시 세포를 배양하여 다른 종류의 세포로 분화시킬 수 있었습니다. 바꾸어 말하면 그들은 우리가 유도만능줄기세포(Induced pluripotent stem cells, iPSCs)라고 명명한 세포를 만들어 낸 것입니다. 이러한 조작은 줄기세포의 활동과 관련된 주요 원칙을 훨씬 더 이해할 수 있도록 해주고 줄기세포 기술의 발전 가능성과 희망을 제시해주었습니다.

다양한 유형의 줄기세포를 분류하는 두 번째 방법은 줄기세포의 목적을 기준으로 한 분류로서, 여기에서도 3가지 기본적인 유형을 생각

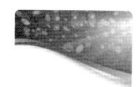

해볼 수 있습니다.

우선, 모든 줄기세포의 어머니는 수정된 난자, 즉 생식세포(germ cell)입니다. 이 줄기세포는 인체에 있는 어떠한 세포도 만들어 낼 수 있는 능력을 가지고 있습니다. 그 이유는 생식세포가 모든 조직을 형성해야 하기 때문입니다. 생식세포는 **전능세포(Totipotent cell)**로서 적절한 조건 하에서는 모든 유형의 세포로 전환될 수 있는 능력을 가지고 있습니다.

그 아래에는 생식세포를 제외하고 거의 모든 형태의 세포로 전환될 수 있는 배아 줄기세포가 있습니다. 이들은 거의 제약없이 분화될 수 있기 때문에 **만능줄기세포(Pluripotent stem cell)**라고 불립니다.

그 다음 단계는 조직 고유의 줄기세포로서 다양한 계통으로 분화할 수는 있지만 관련된 조직에 국한해서만 분화가 가능합니다. 이들은 **다능(분화능)줄기세포(Multipotent stem cell)**라고 불리며, 만능줄기세포에 비해 재생 능력이 떨어집니다. 다분화능 줄기세포의 가장 좋은 예는 다양한 혈액 간세포(Progenitor Cell)로써 다양한 형태의 B림프구와 T림프구를 생성합니다.

3. 배아줄기세포에 대한 초기 논란은 무엇 때문이었는가?

인체 배아줄기세포는 배양에 성공한 최초의 줄기세포로서, 그에 대해 많은 질문과 추측이 난무하기도 했습니다.

우리는 배아줄기세포에 있는 유전자를 조작하는 방법을 배우고, 이들 세포를 활용하여 잘못된 유전자를 대체 또는 복구하여 기능을 정상적으로 수행하도록 할 수 있습니다. 더욱 흥미로운 것은 다루기 힘든 심각한 질병, 예를 들어 ALS(루게릭병), 알츠하이머병과 발작과 같은 퇴행성 신경질환에서부터 췌장이나 갑상선과 관련된 내분비 질환, 심장질환이나 암에 이르기까지 활용될 것이라는 전망입니다. 그 가능성은 무궁무진하며 기대감 또한 매우 높습니다. 뿐만 아니라 의학 및 과학계, 그리고 일반 대중들이 보여주는 열정과 관심 또한 매우 뜨겁습니다.

하지만 현실적인 문제에 부딪쳤습니다. 초기에는 심각한 도덕적 윤리적 문제로 인해 흔들렸습니다. 일반인들이 가지고 있는 인간 배아에 대한 견해 차이 때문이었습니다.

문제는 그것만이 아니었습니다. 인체 배아줄기세포에 대한 초기의 열정에도 불구하고 수년 동안 의미있는 치료적 결과가 실현되지 않았습니다. 게다가 현실적인 측면에서는 배아줄기세포가 종양을 생성하는 등 부정적인 결과로 이어질 수 있는 가능성이 있었습니다. 이와는 대조적으로 성체줄기세포는 미래가 촉망되고 효과적인 것처럼 보였습니다. 최근에는 세 번째 범주의 줄기세포를 활용한 획기적인 옵션이 가능해지게 되었습니다. 대상은 바로 유도만능줄기세포로써 연구의 초점은 그 방향으로 쏠리게 되었습니다.

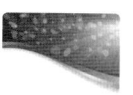

4. 성체줄기세포도 배아줄기세포와 동일한 효과를 발휘할 수 있는가?

답변은 "네" 그 이상입니다. 전세계에 있는 많은 연구소들이 **성체줄기세포도 배아줄기세포와 유사한 능력을 가지고 있다**는 점을 입증했습니다. 생체 실험을 통해 성체줄기세포가 놀랍게 증식하여 특성화된 다양한 세포로 분화될 수 있다는 사실이 확인되었습니다. 예를 들어, 뇌 조직에 주입된 성체줄기세포는 뉴런이나 신경교세포6가 될 수 있으며, 간 조직에 노출되는 경우 간 세포7로 전환될 수 있습니다.

이러한 관찰 결과들이 다양한 질문을 제기합니다: 어떤 신호가 이들 성체줄기세포의 생성을 촉발하는가? 왜 그들은 다른 조직 세포처럼 분화하지 않는가? 성체줄기세포는 특정 촉발인자, 예를 들어 상처나 질병 등에 의해 활성화될 때까지는 유휴 상태를 유지한다고 고려할 때 촉발인자란 정확하게 무엇을 말하는가? 성체줄기세포는 필요할 때 인체 조직을 복원시키기 위해 해당 조직에 있어야 하는가? 성체줄기세포는 규칙적으로 순환하는가? 목적지는 달라도 그 근원은 동일한가? 성체줄기세포는 자신이 생성한 조직이 아닌 다른 조직 세포로 분화될 수 있는가? 이러한 종류의 질문이 많은 연구자들로 하여금 밤잠을 못 이루고 연구하도록 하고 있으며 그 결과 많은 진전이 이루어지고 있습니다.

5. 성체줄기세포는 골수에서 생성되는가?

뼈는 그 자체로서 매우 복잡하고 흥미로운 조직으로 너무 정교하여 설명하기 쉽지 않습니다. 하지만 간단히 말하면 치밀질(緻密質)과 골피질(骨皮質)이 뼈의 형태를 결정하며, 내부의 해면질은 다양한 작은 공간에 붉고 노란 골수를 포함하고 있습니다. 붉은색 골수는 조혈 활동으로 활발한 움직임을 보이며 노란색의 골수는 지방을 저장합니다.

어린 아이들의 골수는 대부분 붉은색을 띠지만 정상적인 성장 및 발달 과정을 거치면서 팔다리의 장골에서는 노란색 골수가 점차적으로 붉은색 골수를 대체합니다. 이에 따라 성인이 되면 붉은색 골수는 주로 골반 뼈, 두개골, 척추 및 갈비뼈에 분포합니다.

60년대 초에 틸과 맥컬로크가 수행한 실험에 대해 잠깐 언급하겠습니다. 그들은 이식된 골수에 있는 줄기세포가 쥐의 전체 혈액 시스템을 재생한다는 사실을 확인했습니다. 따라서 치명적인 방사선량에 노출된 쥐는 골수를 이식했을 경우에 생존할 수 있었습니다[2]. 즉, 이식된 골수가 다양한 유형의 혈액 세포를 만들 수 있도록 해주었던 것입니다.

이것이 골수에서 유도된 줄기세포와 관련하여 가장 잘 알려진 예입니다. 다른 연구들도 골수에서 유도된 줄기세포가 혈관과 기타 내피 조직은 물론 연결조직(뼈, 연골과 인대 등)을 생성한다는 사실을 보여주었습니다[8].

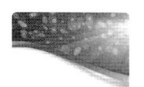

그러나 그뿐만이 아닙니다. 골수에서 유도된 줄기세포는 과학이 얼마나 진보할 수 있는지를 단적으로 보여주고 있습니다. 2008년 두 명의 미국인 과학자와 한 명의 일본인 과학자가 녹색형광단백질(GFP)의 발견 및 개발 노력을 인정받아 노벨 화학상을 수상했습니다. 이 단백질은 1962년에 해파리(Aequorea Victoria)에서 처음 관찰되었으며[9], 그 이후 생명과학에서 사용되는 가장 중요한 도구 중의 하나가 되었습니다. 과학자들은 DNA 기술을 활용하여 GFP와 단백질을 연결시키고 있습니다. 이 연구는 과학자들로 하여금 관련된 단백질의 움직임, 위치 및 상호 작용을 관찰할 수 있도록 해주고 있습니다.

GFP는 골수로부터 유도된 성체줄기세포가 생체 내에서 피부, 망막, 근육, 간, 췌장, 폐, 신장 및 두뇌 세포로 전환되는 놀라운 능력을 확인시켜 주었습니다[10]. 그리고 이 모든 활동이 자연적으로 이루어진다는 것이 밝혀졌습니다.

위의 내용은 이 책에서 계속 논의하기로 하고, 여기에서는 한가지만 더 언급하고자 합니다. 독자들은 아마 골수 줄기세포가 언젠가는 고갈되지 않을까 생각할 수 있을 것입니다. 만일 줄기세포가 일반적인 대칭 구조로 분열된다면 그것은 합리적인 추론일 수 있습니다. 정상 세포가 분열하는 경우, DNA의 이중나선형 구조가 풀리고 각각의 DNA 사슬이 합성됩니다.

그리고 두 개의 자세포는 원래의 사슬과 합성된 복제 사슬을 각각 한 개씩 갖게 됩니다. 그러나 줄기세포가 분열하는 경우 자세포도 달라집니다. 한 개는 DNA가 가지고 있던 원래의 두 가닥을 유지하여 골수에 머무는 반면, 다른 세포는 2개의 복제된 DNA 가닥을 가지고 골수에서 나오게 됩니다.

이 독특한 과정을 통해 골수로부터 성체줄기세포가 지속적으로 방출되는 경우에도 골수에 있는 줄기세포의 수는 거의 같은 수준을 유지합니다.

성인의 골수에는 약 15조의 세포가 있는 것으로 추정되고, 1만개 중 1개 꼴인 약 1.5억개의 줄기세포가 존재합니다. 이와 동시에 약 1천만 개의 줄기세포가 말초순환계를 통해 방출됩니다. 이것을 다른 각도에서 환산하면 측정 방법에 따라 다소 차이는 있지만 혈액 1밀리리터당 200~5,000개 이상의 줄기세포가 존재하며, 평균적으로 혈액 1밀리리터당 약 2,500개의 줄기세포가 존재하는 셈입니다.

지금까지 확인된 바에 따르면 성체줄기세포는 수분에서 수시간 동안 말초순환계를 통해 순환되며, 정상적인 경우 복구가 필요한 기관이나 조직을 찾아가거나 그들에게 이끌리게 됩니다. 그 결과, 영향을 받은 조직에 이동하여 증식 및 분화를 거쳐 해당 조직의 세포가 됩니다. 만일 이들이 이런 식으로 필요한 곳에 동원되지 않는 경우, 다시 골수로 복귀하게 됩니다.

그것이 **인체 내에서 성체줄기세포가 지속적으로 수행하는 활동**이며, 이러한 과정이 우리가 뉴트리션을 통해 영향을 발휘하고자 하는 부분입니다. 그러나 우리는 그에 앞서 더 많은 것을 이해해야 합니다. 따라서

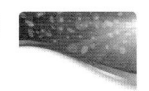

다음 장에서는 우리가 알아야 할 내용에 대해 심도 있게 논의하고자
합니다.

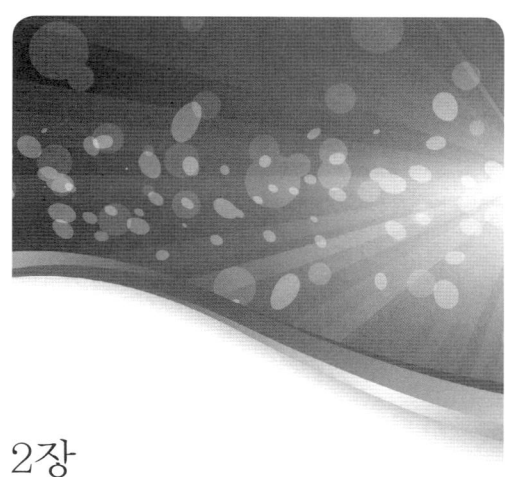

2장
줄기세포의 일반적인 역할

의사와 과학자로서 우리는 인정받는 것을 좋아합니다!

우리는 모든 종류의 의료 문제를 지닌 사람들의 예후에 강력한 영향력을 발휘할 수 있는 새로운 약품, 치료방법과 외과 절차를 만들어 낼 수 있기를 원합니다.

하지만 때로는 한걸음 물러서서 진정한 해결책은 어디에 있는지 생각해보는 시간을 갖는 것도 도움이 될 것입니다. **가장 중요한 변화는 인간의 창의성이나 개입으로부터가 아니라 자연으로부터 나오는 것입니다.** 이러한 사실은 만성 질환의 시작이나 진행을 예방 또는 완화시키고자 하는 99%의 사람들에게 정확하게 맞아 떨어지는 얘기입니다. 이것이 건강과 행복을 추구하는 사람들의 일상입니다. 하지만 우리는 건강을 당연히 주어지는 것으로 여깁니다.

이제 줄기세포에 대해 생각해보겠습니다. 우리가 말하는 줄기세포 혁명은 다양한 의사와 과학자들의 연구에 초점을 맞추고자 하는 시도처럼 보일 수 있습니다. 줄기세포는 우리가 모든 관심을 쏟아야 할 대상처럼 보입니다. 하지만 줄기세포가 효과를 발휘할 수 있도록 하기 위해서는 먼저 해야 할 일이 있습니다. 우리는 지금까지 최고의 지성들도 피해갔던 새로운 시대의 재생의학을 받아들여야 합니다. 아마 우리들은 그러한 일을 해낼 수 있을 것이며, 그럴 수 있으리라 기대해 봅니다.

그러나 새롭게 시작된 줄기세포에 대한 폭발적인 연구로 인해 앞으로 전개될 진정한 드라마를 간과할 가능성도 있습니다. 자연은 재생과 치유라는 놀라운 과정을 통해 줄기세포를 이용해 이미 그 능력을 발휘하고 있습니다. 우리가 이 멋진 사실을 오랫동안 알지 못하고 관심을 기울이지 못했다는 점이 도무지 믿기지 않습니다. 줄기세포는 다음과 같이 간결한 메시지로 표현할 수 있습니다:

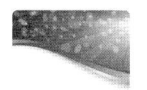

모든 사람들은 줄기세포를 가지고 있다; 모든 사람들은 줄기세포를 사용한다; 모든 사람들은 매일 줄기세포를 사용한다; 줄기세포는 효과를 발휘한다; 그리고 항상 효과를 발휘한다.

줄기세포는 발명이 아니라 발견일 뿐입니다. 우리는 과거 수십 년에 걸쳐 성체줄기세포의 정상적인 활동에 대해 발견했습니다. 이번 장에서는 그러한 내용에 대해 논의하고자 합니다.

줄기세포의 재생 이론

2002년, 오레곤주의 클라마스폴(Klamath Falls)에 소재한 NIS 연구소의 지트 젠슨 박사와 캘리포니아 샌 클레멘테에 소재한 스템텍 인터내셔널의 크리스티안 드래포우박사는 문헌 연구를 바탕으로 "골수로부터 줄기세포를 방출하여 다양한 조직에 이동시키는 것이 세포의 재생 및 복구와 관련된 정상적인 생리 과정"이라고 자신들의 생각을 밝혔습니다.

그들은 또한 "치료 효과는 줄기세포의 추출 및 주입보다는 줄기세포 이동을 촉진하는 비외과적 요법을 통해 효과를 발휘할 수 있다"는 가설을 세웠습니다.

실제로 **줄기세포의 재생이론**은 골수 줄기세포가 원거리에 있는 상처를 감지하고 골수를 벗어나 목표 기관의 손상 부위로 이동해 해당 조직에서 적합한 분화를 거쳐 조직의 구조 및 기능을 회복시키는 일을 촉진한다는 점을 재 확

31

인시켜주고 있습니다.

이것은 매우 대담한 주장으로 그것을 뒷받침해주는 증거가 존재하지 않는다면 "믿기 어려운 사실"로 일축당할 수 있는 것이었습니다. 자발적인 줄기세포 방출을 통한 재생이라는 개념은 건강과 웰니스의 핵심을 일깨워주는 것으로 사람들은 왜 그러한 발견에 오랜 시간이 걸렸는지 의아해하고 있습니다. 자연 치유, 대체의학, 질병의 예방, 웰니스에 관심이 있는 사람들은 그러한 아이디어가 가진 강력한 파워에 대해 감사해야 할 것입니다. 그 이유는 자연의 놀라운 지혜와 완벽한 아름다움을 인식할 수 있게 되었기 때문입니다. 우리는 이제 줄기세포가 아주 오래 전부터 작용하고 있었으며 건강을 촉진, 복원시켜준다는 사실을 알게 되었습니다.

줄기세포의 기능은 인체 내부에서 일어나는 보편적인 과정이므로 일반인들도 줄기세포의 자연 재생 과정을 개선시키기 위한 수단(현재로서는 뉴트리션)을 강구할 수 있습니다.

그러나 이러한 줄기세포의 재생 과정이 옳다는 증거가 있습니까?

우리는 앞에서 녹색형광 물질을 활용한 초기 줄기세포 연구에 대해 언급한 바 있습니다.

줄기세포는 골수에서 방출되어 혈류를 순환하며 지원이 필요한 조직으로 이동합니다. 그리고 그곳에 도착하여 증식 및 분화를 거쳐 해당 조직의 새로운 세포가 됩니다.

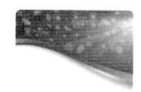

〈그림 1. 줄기세포의 재생 과정〉

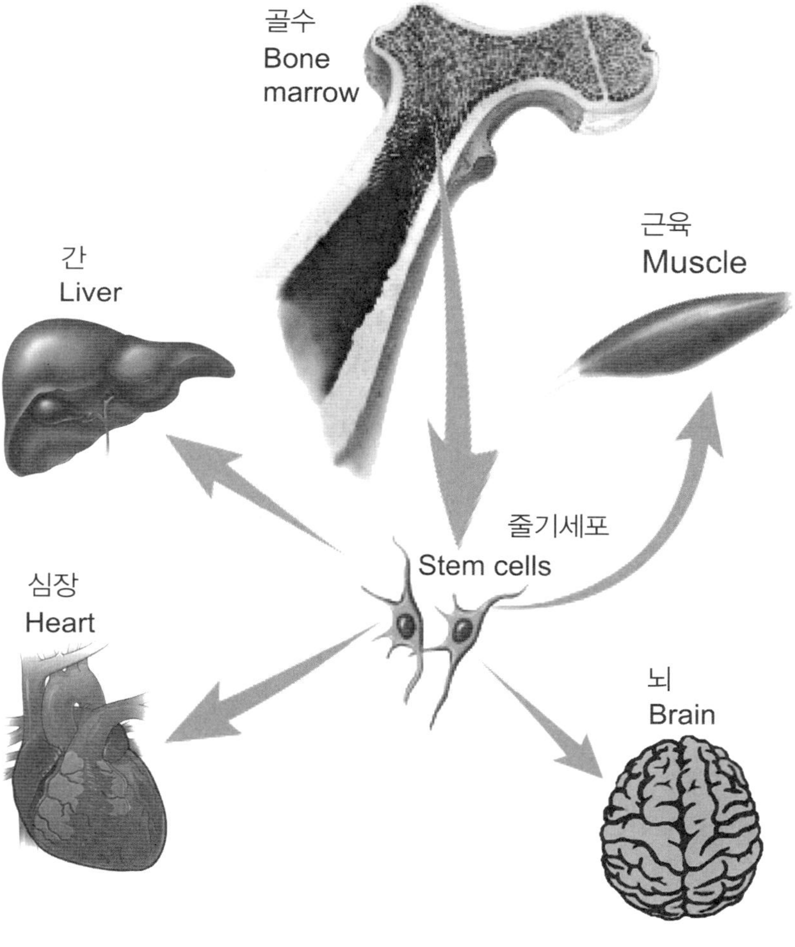

골수
Bone
marrow

근육
Muscle

간
Liver

줄기세포
Stem cells

심장
Heart

뇌
Brain

녹색형광단백질(GFP). 방사선에 노출되어 줄기세포가 파괴된 쥐에게 GFP를 부착한 골수 줄기세포를 주입한 결과, 특히 상처가 있는 조직에서 상당한 양의 형광물질이 관찰되었습니다2.

예일대 의대 줄기세포 연구소의 다이앤 크라우즈 박사가 이끄는 팀이 수행한 또 다른 연구3를 소개하겠습니다. 이들은 남성은 X, Y 염색체를 가진 반면, 여성들은 X, X 염색체를 가지고 있는 점을 바탕으로 개발된 형광동소교잡반응(FISH; Fluorescence In-Situ Hybridization)이라고 하는 새로운 기술을 사용했습니다. 이 실험에서 방사선에 노출된 암컷 쥐에 수컷의 골수 줄기세포를 주입했습니다. 그리고 48시간 후에 암컷 수혜자의 골수로부터 Y 염색체를 가진 줄기세포를 확인할 수 있었습니다. 그리고 두 번째 방사선 노출 쥐에 주입하여 Y 염색체를 포함하는 모든 혈액 세포를 재구성할 수 있었습니다. 치료받지 않은 방사선 노출 쥐는 12주도 못되어 죽었지만 Y 염색체로 치료받은 쥐는 정상적으로 생존했습니다. 이들 쥐에서 분리한 세포(줄기세포)는 적혈구 세포, 림프구 및 혈소판을 복원시키기에 충분했습니다.

이것은 놀라운 일이었습니다. 하지만 그것이 전부는 아닙니다. 연구자들은 11개월 후에 방사선에 노출되었지만 생존한 쥐들에 대해 후속 연구를 수행했습니다. 그리고 그들은 다양한 조직 세포들이 Y 염색체에 양성 반응을 보이는 것을 보고 놀랐습니다. 그들은 폐 조직, 식도, 위, 소장, 대장, 간과 피부를 확인했습니다. 그들은 모두 Y 염색체를 가지고 있었습니다. 그리고 폐의 경우 최대 20%까지 Y염색체가 포함되어 있었습니다.

골수 세포가 자신의 집을 떠나 다양한 조직으로 이동하여 해당 조직의 세포가 된 것이 분명했습니다. 이러한 과정은 모두 자연적, 자발

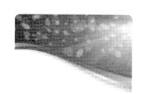

적으로 이루어졌습니다. 그 후 2년이 채 못되어 젠슨 박사와 드래포우 박사는 이러한 관찰 결과가 인체의 자연 치유 시스템에 의한 것이라는 가설을 세우게 되었습니다.

그 이후로 다양한 연구 결과가 그들의 가설이 줄기세포 생리적 활동과 관련하여 알려진 사실과 일치한다는 점을 확인시켜주었을 뿐만 아니라, 인체의 재생 과정에 대한 상세한 내용을 제공해주었습니다. 그러한 재생 과정이 뉴트리션에 의해 놀라운 영향을 받을 수 있다는 점에 대해서는 차츰 말하고자 합니다.

여기에서는 우선 다양한 재생 과정에 대해 논의하고자 합니다. 재생 과정은 크리스티안 드래포우 박사가 저술한 '**줄기세포 비밀의 해독**(Cracking the Stem Cell Code, 2013)'에 잘 설명되어 있습니다. 먼저 골수로부터 줄기세포가 방출되는 것부터 시작하겠습니다.

1단계: 골수로부터 줄기세포 방출

모든 살아 있는 뼈의 골수강은 마치 악기 조립라인이 가득 차 있는 공장과 같이 수많은 줄기세포로 가득 차 있으며, 줄기세포는 혈액과 림프 미세순환을 통해 지속적인 입출입이 이루어집니다. 이러한 활동은 골피질 내부에 있는 해면조직 내의 미로와 같은 좁은 공간에서 이루어집니다.

줄기세포 조립라인은 적혈구 세포, 면역을 담당하는 림프구와 혈소판을 포함하여 모든 혈액 세포를 만드는 조혈세포의 생산 및 방출 역할까지 담당합니다. 이들은 또한 간엽줄기세포(mesenchymal stem cells)나 기질줄기세포(stromal stem cells)를 생성하고, 이들이 골수를 떠나 치유나 복구가 필요한 조직이나 성장이 필요한 새로운 조직으로 이동하게 됩니다.

우리는 골수에서 이들 세포가 방출되도록 자연적으로 촉진하는 3가지의 성분을 알고 있습니다: 과립구집락자극인자(G-CSF), 줄기세포인자(SCF) 및 인터류킨-8 (IL-8). 이 중에서 G-CSF는 지금까지 가장 많은 연구 대상이었습니다[4]. 1985년 처음 발견된 G-CSF는 인체가 분비하는 천연 성분으로 과립성 백혈구의 증식 및 분화를 촉진하는 것으로 확인되었습니다.

그러나 그 이후에 골수로부터 줄기세포의 방출을 촉발하는 기능이 추가로 확인되어 암 치료에도 응용되었습니다. 한 임상 실험에서 방사선 치료 전에 G-CSF를 주입하여 줄기세포의 방출을 촉진시키고 유동세포 분석법(flow-cytometry)을 활용하여 혈액으로부터 줄기세포를 제거하였습니다. 그리고 환자의 줄기세포를 냉동시켜 보관한 후 방사선 치료 후에 다시 주입했습니다. 그러나 G-CSF 주사는 대부분의 약품처럼 부작용을 초래하여 그 사용이 제한적일 수 밖에 없었습니다. 또한 줄기세포인자(SCF)도 상당히 심각한 알러지 반응 때문에 임상 사용이 제한적이며[5], 인터류킨-8(IL-8)도 몇 시간 만에 보다 신속한 줄기세포 방출을 가능하게 해주지만 의학적으로 그 사용이 제한적입니다[6].

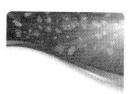

줄기세포가 골수로부터 방출되는 메커니즘에 대해 우리가 진정으로 알고 있는 것은 무엇일까요? 이러한 과정을 자연적으로 통제하는 방법이 있을까요?

이러한 메커니즘은 다양한 외부 요인과 줄기세포 표면에 발현된 특정 수용체 사이의 화학적 상호작용을 포함하는 것으로 알려져 있습니다. 이 메커니즘은 매우 복잡하지만 가능한 범위 내에서 단순화시켜 보고자 합니다.

우선, 줄기세포를 골수 내부에 유지시킴으로써 말초 순환계로 한꺼번에 이동하지 않도록 하는 요인은 무엇일까요? 골수는 끊임없이 줄기세포인자(SDF-1)를 생산합니다. 이 SDF-1은 줄기세포의 표면에 있는 CXCR4라는 수용체에 부착됩니다. 그리고 이들 사이에 결합이 이루어지면(과거에는 SDF-1/CXCR4 축이라고 불리움) 줄기세포가 표면에 인테그린스(integrins)라고 하는 특별한 접착 분자를 생산, 또는 발현시킵니다. 그리고 이 분자들이 골수에 있는 줄기세포와 결합하거나 줄기세포를 흡착합니다.

여러분도 추측할 수 있듯이 결합 메커니즘을 방해함으로써 골수로부터 줄기세포의 방출이 용이하도록 만들 수 있는 것입니다. 이러한 점을 고려할 때 G-CSF가 SDF-1/CXCR4축에 영향을 준다는 것은 그리 놀라운 일이 아닐 것입니다. G-CSF는 몇 가지의 단백질 분해 효소를 활성화시켜 SDF-1의 활성을 무력화시키거나 파괴합니다[7]. G-CSF는 또한 인터류킨-8을 증가시킵니다. 그러나 이것이 결합 메커니즘에 어떻게 영향을 미치는지는 분명하지 않습니다.

　우리는 SDF-1/CXCR4축의 SDF-1 측면에서 G-CSF의 활동을 관찰했습니다. CXCR4 측면에서는 어떤 관찰 결과를 얻을 수 있을까요? 줄기세포 표면에는 세포접착 분자인 L-셀렉틴이 있습니다. L-셀렉틴이 활성화되면 보다 많은 CXCR4 수용체가 줄기세포 표면에 나타나게 됩니다. 이것이 SDF-1/CXCR4축을 개선시키고 더 나아가 줄기세포로 하여금 골수에 잔류하도록 해줍니다. 이와는 반대로 L-셀렉틴 분자가 차단되면 반대 현상이 생겨 줄기세포의 방출이 증가됩니다. L-셀렉틴은 물리적인 작용과(또는) 리간드 결합으로 인해 활성화되는 것으로 알려져 있습니다. 특히 황화 글리칸(sulphated glycans)은 셀렉틴과 결합하여 골수로부터 줄기세포의 방출을 촉발하는 것으로 밝혀졌습니다[8]. 일부 황화 글리칸은 영양학적으로 유도가 가능합니다[9].

　요약하면, 인체에는 골수로부터 줄기세포를 방출하는 천연 메커니즘이 존재합니다. 이에 따라 특정 형태의 스트레스가 발생하면 조직은 혈류에 G-CSF를 방출하고, 이것이 골수에 도달하여 줄기세포의 방출을 촉발시킵니다. 동일한 효과가 영양이 더해지면서 발휘될 수 있습니다. 그것이 바로 이 책의 제목을 '줄기세포 뉴트리션'이라고 명명한 이유이기도 합니다.

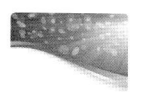

2단계: 줄기세포의 순환

줄기세포는 혈류를 타고 순환하며 다양한 조직으로 순환됩니다. 줄기세포는 도움이 필요한 조직의 요청에 의해 방출되거나, 상처가 나거나 도움이 필요한 곳으로 직접 이동합니다. 이처럼 줄기세포가 골수로부터 출발하여 목적지에 도달하는 과정을 '순환'이라고 말합니다.

그렇다면 줄기세포의 순환과 관련하여 우리가 알고 있는 것은 무엇일까요? 앞서 1밀리리터의 말초혈액에는 평균 2,500개의 줄기세포가 존재한다고 말했습니다. 생리학적으로 적합한 범위는 밀리리터당 $10^2 \sim 10^4$개입니다. 또한 줄기세포의 수치는 야간보다 주간에 더 높습니다. 그리고 젊은 사람들이 나이가 든 사람들보다 더 많은 줄기세포를 동원하며, 여성이 남성보다 앞서는 경향이 있습니다. 또한 혈류를 순환하는 줄기세포의 수가 많을수록 보다 많은 줄기세포의 방출이 용이해집니다.

줄기세포는 골수로부터 조직에 이르는 과정에서도 변화합니다[10]. 앞에서 언급한 것처럼 G-CSF를 통해 줄기세포를 동원하는 경우 CXCR4 수용체의 발현이 증가됩니다[12]. 그리고 이들 수용체가 줄기세포를 조직으로 흡수할 수 있도록 해주는 SDF-1(상처가 난 조직에서도 생성)에 반응합니다. 더 나아가 순환 줄기세포의 특정 효소가 증가하여 모세혈관 벽을 통과해 목표 조직 내로 이동하도록 해줍니다[13,14].

3단계: 조직의 줄기세포 호출

상처를 입은 부위에 도착한 줄기세포는 해당 조직으로 이동합니다. 관외유출을 통한 줄기세포 이동 과정은 주로 미소혈관계(微小血管系)의 특정 영역에서 이루어집니다. 혈액이 매우 미세한 모세혈관(평활근으로 인해 상당한 혈압 존재)을 통해 후모세혈관정맥(평활근이 없음)으로 이동하면서 세포에는 갑작스러운 압력 저하가 발생합니다. 이것이 소용돌이를 일으켜 물리적인 힘을 발생시키고 이에 따라 L-셀렉틴을 활성화시키게 됩니다. 그 결과 L-셀렉틴이 줄기세포의 표면에 CXCR4가 발현되도록 해주며, 이와 동시에 손상된 조직은 SDF-1과 기타 인자를 분비하여 모세혈관으로 확산시킵니다[15,16]. 이들은 다시 CXCR4 수용체와 결합하여 접착분자의 발현을 촉발시켜 줄기세포로 하여금 모세혈관의 내피벽에 달라붙도록 해줍니다[14,17,18]. 더 나아가 SDF-1과의 결합은 효소의 방출을 촉발시켜 혈관벽을 통해 줄기세포를 조직 내부로 이동시킵니다[7,19]. 그 후에 줄기세포가 자신에게 주어진 역할을 수행합니다.

분명한 것은 손상된 조직이 SDF-1을 방출하는 것이 핵심 변수라는 점입니다. 이러한 작용은 화학주성(chemotactic)에 의한 것으로, 줄기세포가 SDF-1의 변화에 반응해 곧바로 필요한 곳으로 이동한다는 것을 시사해줍니다. 심장[20], 골격근[21], 간[22,23], 뇌[24~26], 신장[27]을 포함하여 활동적인 대부분의 조직은 SDF-1을 지속적으로 분비합니다. 이들은 크고 작은 상처에 노출되기 쉬우므로 항상 일정 수준의 복구 작업을 필요로 합니다. 그리고 손상이 발생하는 경우 SDF-1의 분비가

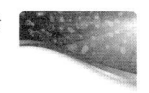

증가됩니다. 급성 심장마비[28,29]; 조직의 산소 공급 감소[30,31], 간 독성 및 상처[32,33]나 과다 출혈[34]이 이러한 메커니즘을 보여주는 좋은 예입니다. 조직에 상처가 발생하거나 도움이 필요한 경우, 혈액을 통해 순환하는 줄기세포의 수가 환자의 예후에 핵심적인 변수가 됩니다. 예를 들어 순환 줄기세포의 수가 많은 심장마비 환자들은 그렇지 않은 사람들에 비해 6개월 후의 예후가 훨씬 좋습니다[35]. 500명의 관상동맥 환자를 대상으로 한 추적연구에서 순환 줄기세포의 수가 주요 심혈관계 문제와 그로 인한 사망에 대한 중요한 예측 수단이라는 사실이 밝혀졌습니다[36].

따라서 순환 줄기세포 수에 영향을 미치는 요인은 중요한 관심사입니다. 물론 뉴트리션이 미치는 영향도 이 책의 주요 관심사이지만 흡연[37]과 콜레스테롤 강하제[38], 스테로이드[39]와 같은 다른 요인도 조직 내에 있는 SDF-1/CXCR4에 영향을 미치는 것으로 보고되어 있습니다.

4단계: 목표 조직으로의 줄기세포 이동

줄기세포가 골수를 떠나 상처가 생긴 조직에 도달하여 모세혈관 벽을 통해 내부로 흡입된 후에는, 세포외기질을 경유하여 상처가 있거나 도움이 필요한 곳으로 이동합니다. 세포외기질은 글리코스아미노글리칸(GAGS)이라는 다당류로 구성되어 있으며, 다당류에는 기질의 기본 구조와 지지대 역할을 해주는 히알루론산(HYA)을 포함합니다. 줄기세포의 표면에는 CD44(림프구와 줄기세포에 나타나는 분화클러스터 중 하나)라는 또 다른 수용체가 있습니다. 이 CD44 분자는 모세혈관 내피에 있는 히알루론산과 결합하여 관외유출을 통한 이동을 촉진합니다. SDF-1이 모세혈관에서 CXCR4와 결합하면 줄기세포는 더 많은 CD44 접착분자를 발현시키도록 자극받으며, 이것이 혈관 내피에 있는 히알루론산과 결합하여 관외유출을 통한 이동이 이루어집니다.

조직 내에서는 SDF-1/CXCR4가 활성화되어 세포막을 SDF-1 분비원에 직접 확장시키는 방식으로 줄기세포에 위족(작은 발)이 생성되도록 해줍니다. 또한 CD44 접착 분자가 위족[40]의 끝 부분에 발현되도록 합니다. 이 CD44는 곧바로 히알루론산과 결합하지만, 세포는 CD44를 떨쳐버리고 그 다음 히알루론산으로 이동합니다. 이처럼 위족을 활용하여 계속 전진하는 것은 참으로 놀라운 자연 메커니즘이 아닐 수 없습니다.

5단계: 줄기세포의 증식

줄기세포가 손상된 조직에 도착하면 각 조직에 적합한 세포로 증식 및 분화가 이루어집니다. 하지만 순환 줄기세포만으로는 심각한 상처나 조직 재생을 담당하기에는 역부족입니다. 따라서 조직에 도착한 '긴급 의료세포'는 복제 및 확산을 통해 자신에게 부여된 업무를 효과적으로 처리할 수 있어야 합니다. 실제로 줄기세포는 그러한 일을 담당하지만 전반적인 재생과정에 대해서는 아직도 추가적인 연구가 필요합니다.

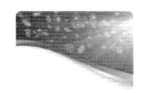

물론 우리가 이미 파악한 사실도 몇 가지 존재합니다. 앞서 언급한 SDF-1은 특정 실험 조건에서 줄기세포의 증식 및 생존을 촉진하는 것으로 나타났습니다[42,43]. 이것은 일관되게 관찰된 내용으로 SDF-1이 실제 조직에서 '세포생존인자'로 작용한다는 것을 보여주는 것일 수 있습니다[44,45]. 또한 인슐린유사성장인자(IGF-1)가 상피세포 성장인자(EGF; Epidermal Growth Factor)나 섬유아세포 성장인자(Fibroblast Growth Factor-2)와 결합하여 신경[46]과 근육[47]의 줄기세포 증식 및 생존을 지원합니다. 세포외뉴클레오티드(DNA 빌딩블록과 비교)도 뇌 줄기세포의 증식을 지원합니다[48].

6단계: 줄기세포의 분화

분명한 것은 골수에서 유도된 줄기세포가 상처가 생긴 조직으로부터 생성된 촉발인자에 반응하여 곧바로 해당 조직으로 이동해 재생활동을 수행한다는 점입니다. 줄기세포는 도착과 동시에 미세한 모세혈관을 떠나 곧바로 도움이 필요한 조직 내로 이동하게 됩니다. 그리고 거기에서 증식을 거쳐 관련된 조직에 맞게 다양한 범주의 특성화된 세포로 변화됩니다. 이들 줄기세포는 다음을 포함하여 많은 조직세포로 분화될 수 있습니다:

골격근[49,50], 위장상피조직[2,51], 간세포[52], 췌내분비세포[53], 상피세포[2], 뼈[54], 피부[2], 뉴런[55], 연골[54], 망막세포[56], 내피세포[57], 폐[2], 심근세포[58]

그러나 다음과 같은 질문도 제기될 수 있습니다: 무엇이 조직에서 분화 과정을 촉발시키는가? 새롭게 도착한 만능줄기세포가 특정 조직의 세포로 전환되어야 할 필요성은 어떤 식으로 감지하는가? 이러한 질문에 대한 답은 분명하지 않으며, 추측과 새로운 가설을 위한 여지를 남기고 있습니다.

지금까지 알려진 메커니즘 중에서 가장 가능성이 높은 것은 유도나 접촉에 의한 분화 메커니즘입니다. 장(Jang) 등이 수행한 연구에서59, 조혈모세포를 반투막으로 분리된 상태의 손상된 간에 노출시켰습니다. 이 반투막은 일반적인 분자는 통과할 수 있지만 세포가 줄기세포와 함께 두 번째 공간으로 들어가기에는 구멍이 작았습니다. 연구 결과, 줄기세포가 수 시간 만에 간세포로 변환된 것이 확인되었습니다. 이것은 적어도 줄기세포와 직접 접촉하는 손상된 조직으로부터 방출되는 분자에 의해 줄기세포의 분화가 촉발된다는 사실을 입증해주는 것이었습니다. 이처럼 다른 어떤 종류의 세포 융합도 필요가 없었다는 것은 매우 흥미로운 사실입니다.

자연 복구 및 재생

앞서 본 것처럼 골수에서 나온 세포가 손상이나 퇴행이 진행되는 다양한 곳으로 이동한다는 메커니즘은 지속적인 연구를 통해 조금씩 밝혀지고 있습니다. 일부 내용은 다른 내용에 비해 훨씬 더 많은 이해가 이루어졌지만, 지속적인 재생 및 복원을 포함하는 치유 메커니즘에 대해서는 이제 막 이해가 시작되었습니다.

이러한 메커니즘이 지극히 자연스러운 법칙이라는 사실은 제아무리

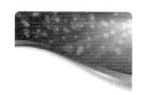

강조해도 지나치지 않을 것입니다. 이러한 메커니즘은 줄기세포에 대한 열정과 치료를 위한 활용 가능성에 대해 기대감이 생기기 훨씬 이전부터 인간과 동물에서 이루어졌으며, 지금도 계속해서 진행되고 있습니다. 기술이 진보하면서 우리는 수많은 연구자들이 이루어낸 멋진 성취를 축하하고 있습니다. 그러나 위대한 과학자의 지혜와 숙련된 기술도 인체의 자연 메커니즘에 비하면 왜소할 수 밖에 없습니다. 우리는 자연이 수행하는 복잡한 메커니즘과 관련하여 앞으로도 탐구해야 할 부분이 너무나도 많다는 사실을 받아 들여야 합니다.

여러분은 이러한 자연 재생 과정이 필요할 때마다 항상 작용하는 것인지 궁금할 수 있을 것입니다. 그러한 궁금증에 대한 답변은 당연히 '그렇다'입니다. **이 과정은 실험실이나 동물 실험에 국한되지 않고 인간의 내부에서 일년 내내 끊임없이 이루어지고 있습니다.** 만일 그래도 궁금증이 풀리지 않는다면 성별이 다른 환자들 간에 이루어진 이식과 관련하여 수행된 생체 검사 결과를 확인해보십시오.

한 예로 여성 기증자[60]로부터 추출한 간을 남성 환자에게 이식한 수술을 소개하겠습니다. 이식 수술 후, 환자의 상태를 확인하기 위해 규칙적으로 생체 검사를 실시했습니다. 그 결과, 이식된 간의 조직 샘플에 Y 염색체의 존재가 분명하게 확인되었습니다. 이러한 사실은 거의 모든 경우에서 4~13개월에 걸쳐 관찰되었습니다. 또한 Y 염색체 양성 간세포의 상대적인 개체수가 환자의 예후와 관련되어 있는 것으로 확인되었습니다. 간이식 후 합병증으로 손상이 일어나자 수혜자 자신의 줄기세포(XY)가 이식된 간으로 이동하였습니다. 이것은 인체가 자연 메커니즘을 통해 간을 치유하기 위해 지속적으로 활동한다는 것을 뜻합니다.

여성 기증자[61~63]로부터 심장이나 폐를 이식받은 다른 남성 환자에게서도 유사한 결과가 나타났습니다. 이식된 장기에서 Y 염색체가 존재한다는 것은 골수 줄기세포를 상처 부위로 이동시켜 손상된 조직을 치유하고자 하는 시도라는 점을 입증하고 있습니다. 피부와 소화기관[64]의 세포, 신장의 세뇨관 상피세포(tubular epithelial cells)[65] 및 뇌의 신생 뉴런[66]에 대해 이루어진 다른 생체 검사에서도 같은 결과가 나타났습니다.

따라서 필요한 경우 조직 줄기세포의 존재에도 불구하고 골수 줄기세포가 **심각한 상처를 입은 조직에 이동하여 증식 및 분화를 거쳐 해당 조직의 세포로 전환되는 자연 치유 및 재생 과정이 지속적으로 존재**한다는 것은 의심의 여지가 없습니다.

이것이 바로 자연의 방식입니다. 하지만 우리는 이러한 사실을 최근에서야 발견했습니다. 이러한 발견이 어떻게 이루어졌는지는 다음 장에서 소개하기로 하겠습니다. 다음 장으로 넘어가기 전에 지금까지 논의한 내용을 요약하겠습니다.

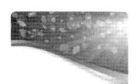

10대 핵심 포인트

우리는 현재 줄기세포 혁명의 출발점에 서 있습니다. 그리고 이 분야의 연구가 매우 신속하게 진행되고 있어 지금까지 소개한 내용의 일부는 이 책을 읽는 시점에는 이미 진부한 것이 되어 있을 수 있습니다. 그럼에도 불구하고 기본 원칙은 변하지 않습니다.

1. 배아줄기세포와 성체줄기세포는 다양한 유형의 세포로 분화할 수 있습니다. 두 가지 줄기세포는 모두 배양과 조작이 가능합니다.

2. 다양한 유형의 조직 세포(동일한 DNA 포함)는 첨단 생명과학을 활용하여 거의 모든 형태의 세포로 분화할 수 있는 만능줄기세포로 유도될 수 있습니다.

3. 줄기세포를 혈류나 손상된 조직 세포에 주입하여 증식 및 분화 과정을 거친 후 해당 조직을 복원(교체)시킬 수 있습니다.

4. 골수에서 방출된 줄기세포를 촉진하여 그 수를 증가시킬 수 있습니다. 줄기세포의 수는 다양한 의료 증상의 발생, 진행 및 예후에 영향을 미치는 것으로 확인되었습니다.

5. 줄기세포를 통한 조직의 재생 및 대체는 퇴행성 질환이나 만성

질환에서 손상된 조직과 장기를 원래 상태로 복원시켜줄 수 있는 비전을 제시하고 있습니다. 그러나 문제는 아직도 남아 있습니다. 줄기세포를 통한 치료가 널리 보급되기 위해서는 먼저 거부 반응과 발암 위험 문제가 해결되어야 합니다.

6. 전 세계에 걸쳐 이루어지고 있는 줄기세포 연구는 매우 심도 있게 진행되고 있으며 현재 상당히 발전하였습니다. 희망찬 소식도 들리고 있습니다. 줄기세포를 기반으로 한 생명과학이 앞으로 의학 발전의 전면에 나서게 될 것입니다.

7. 인체의 자연 재생 시스템은 질병을 해결하고자 시도하는 의학으로서의 생명과학만큼 관심을 끌지 못하고 있습니다. 하지만 그것은 큰 실수일 수 있습니다.

8. 정상적인 재생 시스템에서는 줄기세포가 지속적으로 골수에서 방출되어 손상된 조직 세포로 이동하고, 증식과 분화를 통해 손상된 조직의 다양한 세포가 됩니다.

9. 골수로부터 줄기세포가 방출되는 현상은 손상된 조직이 방출하는 G-CSF에 의해 증가됩니다. 줄기세포가 조직 내부로 이동하는 과정에서 특히 사이토킨(SDF-1)의 지원을 받습니다.

10. 보다 안전하고 편리한 천연 식이요법을 통해 정상적인 재생 과정을 개선시킬 수 있는 가능성이 열렸습니다. 이는 건강 및 웰빙을 개

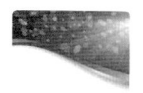

선시키는 줄기세포의 놀라운 특성을 활용할 수 있는 대안을 제시하고 있습니다.

특히 마지막 핵심 사항은 우리에게 줄기세포 뉴트리션을 고려할 수 있는 실마리를 제공해주고 있습니다. 건강을 위해 뉴트리션을 활용하는 일은 모든 생명체의 역사만큼이나 오래된 것입니다. 인류 역사를 통틀어 음식의 섭취 패턴이 지속적으로 변화하고 있으며, 우리는 이러한 현상을 "뉴트리션의 진화"라고 부르기도 합니다. 그리고 줄기세포에 미치는 뉴트리션의 영향이 앞으로도 지속될 진화의 과정에서 가장 앞자리를 차지할 것입니다.

우리가 사용하는 보조식품을 통해서도 줄기세포가 영향을 받을 수 있을까요?

다음 장에서 그 점에 대해 논의해보기로 하겠습니다.

제2부. 뉴트리션의 진화
(The Evolution of NUTRITION)

3장 • 뉴트리션의 진화

4장 • 첨단 뉴트리션

(제2부 요약 10대 핵심 포인트)

진화 (Evolution) | 일이나 사물 등이 서서히, 점진적으로 발달 또는 발전하여 일련의 변화나 환경에 적응해 나가는 자발적인 과정

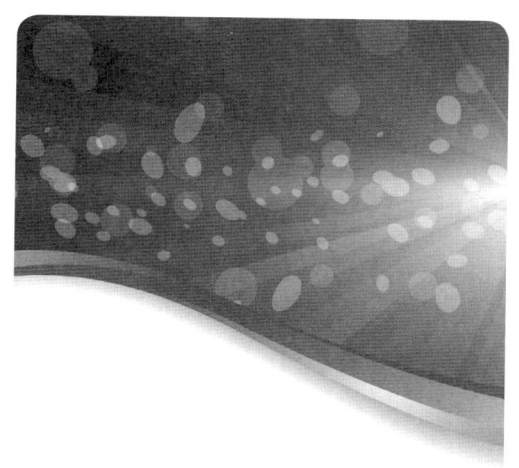

3장 뉴트리션의 진화

이번 장에서는 매우 극적인 스토리를 소개하고자 합니다.

이 스토리는 오늘 아침에 본 뉴스만큼이나 새로운 것입니다. 왜냐하면 서구 사회에서 일반인들의 관심과 전문가의 열정을 사로잡은 핵심 연구 분야 중 2가지를 포함하고 있기 때문입니다. 새롭게 등장하고 있는 줄기세포 과학은 가까운 미래에 의학계에서 매우 중요한 분야가 될 것입니다. 또한 적절한 조건이 충족될 경우 옥수수에서 유도된 에탄올보다 에이커당 10~20배나 많은 바이오매스 에너지를 생산할 수 있는 새로운 바이오 연료가 등장할 것입니다. 이처럼 외견상 관련이 없어 보이는 줄기세포와 바이오 연료가 현재 다른 그 어떤 것보다 강력한 관심을 끌고 있습니다.

그렇다면 어떤 천연 물질이 이 두 가지 첨단 기술에 영향을 미치고, 세계 최고 석학들의 관심을 이끌어내는 것일까요? 그 대답은 다소 놀랍습니다. 왜냐하면 그것은 강, 호수나 바다를 포함하여 민물과 염수 연못에서 흔히 발견되는 흔하디 흔한 '해초'와 같은 물질이기 때문입니다. 여기서 말하는 '해초'는 조류(라틴어에서 유래된 단어로서 해초와 동의어)라고 알려진 다양하고 광범위한 수생 생물체를 지칭합니다.

조류가 그 해답을 제공하다!

조류는 단순한 광합성 생물체로서 단세포에서부터 크기가 최대 70미터까지 성장하는 켈프와 같은 거대한 다세포 형태에 이르기까지 다양합니다. 지금까지 수천 종의 조류가 확인되었으며, 연구 조사 결과 이들이 지구상에 존재하는 가장 오래된 생명체라고 합니다. 더 중요한 사실은 조류가 먹이사슬의 가장 아래 단계에 위치하고 있다는 점입니다. 조류는 흔히 식물성 플랑크톤 (phytoplankton)이라고 부르며 이들은 해양 먹이사슬에서 중요한 식품 기반을 제공합니다. 매우 작은 새우로부터 시작하여 거대한 고래에 이르기까지 다양한 형태의 해양 생물들이 조류를 섭취합니다. 조류는 대기 중에 있는 혼합 질소

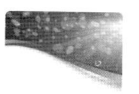

를 사용하고 이산화탄소를 결합시켜 단백질, 지방, 오일, 당분과 에너지를 공급합니다.

지금까지는 대형조류(녹조류)에 대부분의 관심이 집중되어 있었습니다. 이들은 풍부한 영양소는 물론 기타 많은 혜택을 제공합니다. 그러나 최근 들어 미세조류인 남조류(시아노박테리아 포함)도 각광을 받기 시작했습니다. 그 이유는 남조류가 매우 흥미로운 영양학적 가치를 지니고 있기 때문입니다. 이 책에서 줄기세포 뉴트리션에 대해 언급할 때 이 남조류 식물이 광범위하게 논의될 것입니다. 한편으로는 지금까지 널리 사용되어온 대형조류와 미래의 응용 분야에 대해서도 언급이 필요할 것입니다.

전세계 사람들은 이미 해조류(주로 대형조류)를 다각도로 활용해 오고 있습니다. 최근에는 언론 매체의 초점이 녹색 대체 에너지를 위해 해조류를 바이오 연료의 공급원으로 사용하는 것에 맞추어져 있습니다. 해조류는 오랫동안 물고기 사료, 비료, 토양개량제나 동물의 먹이로 사용되어 왔습니다. 또한 아이스크림과 같은 식품류에서 알긴산 재료로 사용되거나, 농후제 또는 안정제로 사용되기도 합니다. 그리고 오수 처리장에서는 유해한 화학성분을 걸러내는데 사용하기도 합니다. 더 나아가 해조류를 적당하게 조작하여 농장에서 흘러나온 비료 성분 등을 흡착함으로써 하천, 강, 바다로 흘러가는 수질을 개선시킬 수 있습니다.

그러나 이러한 응용 사례는 인간이 식품으로 사용하는 해조류의 가치를 고려하면 그 의미가 매우 미미하다고 말할 수 있습니다.

서구 사회에서는 해조류를 바이오 연료로 사용하는 것과 관련한 값 비싼 연구가 정치인들의 이해관계, 모험자본가들의 투자 전략 및 계획 수립에 따라 그 우선순위가 수시로 바뀌어 왔습니다. 동시에 다른 고부가가치 해조류 제품에 대한 탐색 노력도 강화되고 있습니다. 해조류는 21세기 들어 지속적인 인구 증가에 따른 식량 공급 문제를 해결할 수 있는 주요 대안으로 간주되고 있습니다. 예를 들면, 해조류는 주요 단백질 공급원인 콩과 비견되고 있습니다. 1년 동안 수확할 수 있는 해조류는 콩보다 에이커당 38배나 많은 가용 단백질을 공급할 수 있습니다. 또한 콩이 필요로 하는 물의 단 1%만 사용해도 가공할 수 있습니다. 이렇게 해서 얻는 해조류 단백질은 다양한 식품에 사용될 수 있을 뿐만 아니라 동물과 어류의 먹이로도 쓰일 수 있습니다. 해조류가 가지고 있는 이러한 가능성은 무궁무진하지만 아직은 미래의 일일 뿐입니다. 하지만 이미 제품으로서의 가치를 보여주고 있는 것도 있습니다.

해조류는 극동 아시아를 포함하여 여러 국가에서 널리 애용되고 있는 국민 식품입니다. 중국인들은 70여 종의 해조류를 발채(髮菜)로 사용하고 있으며, 일본인은 20종류의 해조류를 반찬으로 사용하고 있습니다(김과 파래). 또한 아일랜드에서는 덜스(홍조류), 칠레에서는 코차야야(cochayayo)라는 해조류를 음식으로 사용하고 있습니다. 웨일즈에서는 레이버(해태), 한국에서는 김, 스코틀랜드와 아일랜드, 그리고 그린란드와 아이슬란드에서는 '바다 상추'와 '바더룩스(식용 해초)'라는 이름으로 해조류를 식품으로 사용합니다. 해조류는 또한 북미지역의 서부 연안(캘리포니아에서부터 브리티쉬 콜롬비아)을 따라 매

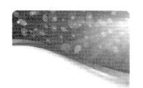

우 흔하게 찾아볼 수 있습니다.

일반적으로 식용 해조류는 비타민 A, B1, B2, B6와 비타민 C, 그리고 요오드, 칼륨, 철, 마그네슘과 칼슘을 포함해 다양한 미네랄을 함유하고 있습니다. 그리고 일부 해조류는 필수 지방산, 특히 긴사슬의 필수 오메가-3 지방산을 공급해줍니다. 건강에 좋은 것으로 알려진 물고기의 필수 지방산은 먹이사슬의 가장 아래 단계에 위치한 미세조류의 오일에서 출발한 것입니다.

우리는 해조류가 다양한 필수 영양소의 주요 공급원으로써 많은 지역과 시대에 걸쳐 건강상의 이점을 제공해주었다는 다양한 체험 사례도 가지고 있습니다. 이러한 점을 고려할 때, 지난 수십 년 동안 해조류와 해조류의 친척 뻘인 남조류를 포함한 미세조류가 상업적으로 재배되어 보조식품으로 널리 보급되고 있다는 것은 그다지 놀랄 일이 아닙니다.

미세조류에는 비교적 새로운 관심을 집중시키고 있는 3가지 종류가 있습니다.

한 때 아스로스피라(Arthrospira)라고 불렸던 스피루리나는 물속에 부유하는 섬유질의 남조류 식물로써 주로 산도가 낮은 열대 및 아열대 호수에서 서식합니다. 과거에는 식품으로 사용되어 왔지만 지금은 전세계적으로 건강보조제로 사용하기 위해 상업적으로도 재배되고 있습니다.

클로렐라도 단세포 녹조류 식물로서 광합성의 경로를 설명하기 위해 널리 사용됐던 식물입니다. 클로렐라는 한 때 전세계적으로 만연하는 기아 문제를 해결할 수 있는 대체 식품원으로 칭송되기도 했습니다. 하지만 그러기 위해서는 여러 가지 해결해야 할 문제가 있는 것으로 밝혀져 지금은 건강보조제로만 비교적 널리 사용되고 있습니다.

이제 바야흐로 아파니조메논 플로-아쿠아(AFA)에 대해 소개하고자 합니다.

AFA(Aphanizomenon flos-aquae)는 라틴어로 '보이지 않는 살아있는 물의 꽃'이라는 의미를 가진 식물로써, 민물에서 서식하는 남조류 식물입니다. AFA는 남조류 중에서도 **슈퍼스타**라고 말할 수 있습니다. 혹시 '조명, 카메라, 액션'이라는 표현이 사용되는 현장에 있어 본 적 있습니까? 아마 한 두번 정도는 있을 것입니다. 그렇다면 여기에서 예상할 수 있는 다음 장면은 무엇일까요? 그것은 바로 자연, 과학, 인간의 천재성이 만들어 낸 놀라운 이야기입니다. 이러한 장면은 세심한 설계에 뒤따른 장기간의 연구가 아닌 **올바른 사람, 올바른 장소, 올바른 제품**이 올바른 시간에 올바른 방법으로 결합된 우연의 산물입니다. 이것이 바로 진정 흥미를 가져다 주는 스토리입니다.

세 가지 특성이 이처럼 멋진 스토리에서 주요한 역할을 수행합니다. 이들 중 먼저 올바른 사람들에 대해 알아보겠습니다.

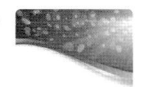

크리스티안 드래포우(CHRISTIAN DRAPEAU)의 등장

크리스티안 드래포우는 1960년대 중반에 캐나다의 프랑스어권 도시인 퀘백주 몬트리올에서 태어났습니다. 어렸을 때는 수줍고 생각이 깊은 아이였습니다. 하지만 청소년 시절로 접어 들면서 독서를 사랑하게 되었으며 1주일에도 몇 번씩, 그리고 몇 시간씩 책을 뒤져보곤 하던 프랑스어 서점에서 흥미로운 세상을 발견하게 되었습니다. 그는 14세 때에 '두뇌의 무한 잠재력'에 대한 책을 접하게 되었습니다. 그는 심리학과 심리치료를 공부하고 '인간은 어떻게 배우는지'에 대해 열렬한 관심을 가지고 있던 불가리아 의사이자 정신분석학자인 게오르기 라자노프 박사의 책을 읽었습니다.

라자노프 박사는 학생들로 하여금 두뇌가 가진 무한대의 잠재력을 개발할 수 있도록 해주는 교육 및 학습 방법을 개발하였습니다. 이 방법은 매우 빠른 속도로 지식을 흡수하도록 해주었으며, 특히 외국어 교육에서 놀라운 성공을 거두어 전 세계적인 관심을 받게 되었습니다. 학생들은 그가 개발한 방법을 활용함으로써 '정상적인' 교수법을 통해 공부하는 것보다 몇 배나 빠른 학습 효과를 꾀할 수 있었습니다.

1975년, 아이오와 주립대학교의 도날드 슈스터 박사와 찰스 그리튼 박사가 고속학습교육학회(SALT)를 만들었습니다. 그리고 이것이 서구사회에서 하나의 흐름으로 자리잡았으며, 여기에 새로운 아이디어들이 속속 추가되었습니다. 이를 토대로 하버드대의 하워드 가드너 박사는 다중지능(Multiple Intelligence) 이론을 개발했습니다. 또한 안토니오 다마지오 박사는 정서가 학습에 미치는 영향을 밝혀내고, 언어학자 존 그라인더와 심리학자 리처드 밴들러는 신경언어학 프로그래밍을 위한 초석을 다졌습니다.

크리스티안이 가지고 있던 인간의 뇌에 대한 관심은 끊임없이 커져갔습니다. 그는 자신의 관심 분야에 대해서는 백과사전에 나와 있는 내용을 모두 읽었으며, 독서량이 많아질수록 더 많은 궁금증이 생겼고 더 많은 것을 배우게 되었습니다. 그는 대학교에서 신경심리학을 공부하고자 했는데, 맥길(McGill) 대학교에만 이 과목이 개설되어 있었습니다. 이 과목은 매년 오직 6명의 학생들만을 받아들이는 장학생 코스였으나 그는 당당히 그 안에 포함되었습니다. 대학을 졸업한 후, 맥길대학교와 제휴를 맺고 있는 몬트리얼 신경정신연구소의 대학원 과정에 등록하여 간질(癇疾) 분야를 전공했습니다. 젊은 대학원생이었던 그는 부다페스트에서 개최된 제2차 국제신경과학학술대회(1987)에서 논문을 발표했습니다.

하지만 크리스티안 드래포우는 결코 평범한 과학자가 아니었습니다. 그는 비록 대학원생이었지만 그의 '순수한' 이상은 연구 방법론과 이론에 대한 맹목적인 추구에 비판적인 태도를 갖도록 해주었습니다. 어느 날 학장이 당시 맥길대학교의 로널드 멜자크 교수가 개발한 환각지(幻覺肢) 이론을 그가 비판한 것에 대해 불쾌감을 표시하며 박사학위를 받을 때까지 의견 피력을 유보하라고 꾸짖었습니다. 크리스티안은 그 말을 뇌리에서 떨쳐 버릴 수가 없었으며, 차츰 자신의 연구

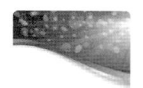

환경에 대해 환멸을 느끼게 되었습니다. 진실을 추구하고자 했던 그는 자신이 잘못된 곳에 와있다는 것을 깨달았으며, 결국 극단적인 행동을 취하게 됩니다. 그는 자신의 박사 학위 프로그램에서 개발했던 내용으로 석사 논문을 썼습니다. 그리고 프랑스로 가서 그곳에 있는 수도원에서 비교종교학을 공부하게 됩니다. 6개월 후에는 자신의 석사 학위를 마치기 위해서는 좀 더 많은 연구가 필요하다는 서신을 받고 다시 맥길대학교로 돌아오게 됩니다. 그리고 논문을 마무리하여 학위를 받은 후 다시 학교를 떠나게 됩니다.

하지만 크리스티안은 원래 계획과는 달리 수도원으로 돌아가지 않았습니다. 그는 아무리 노력해도 학문적인 성취에 진전이 없는 한 친구를 만난 후 가속학습에 대한 열정을 다시 불태우기 시작했습니다. 그리고 그 분야에서 자신이 가지고 있던 지식과 방법론을 활용하기 위해 워크그룹을 개발했습니다. 그는 실제로 19세 때, 수 주일 만에 영어를 잘하는 방법을 배우기 위해(맥길대학교 진학을 위한 필수 조건) 자신이 개발한 방법을 사용하기도 했습니다. 그리고 장학생 자격도 취득했습니다. 그는 새로운 학습법을 통해 잠재력을 발휘할 수 있는 방법을 고안해낼 수 있을 것이라고 생각했습니다. 그래서 석사 학위를 마친 후, 워크그룹을 만들어 교사들이 학생들에게 좀 더 능률적이고 효과적으로 가르칠 수 있도록 돕고자 했습니다. 이 워크그룹은 처음에는 매뉴얼을 가지고 트레이닝을 했으나 그 이후에 '배우는 방법을 배우는 법'이라는 교재를 편찬했습니다. 이 책은 지금까지 6개 국어로 번역되었으며, 유네스코가 교사들을 위해 추천한 200권의 교재 중 하나입니다. 간단히 말해 이 책은 보다 신속한 학습을 위해 정보를 효과적으로 관리하도록 돕는 도구였습니다.

이 학습 방법은 후에 크리스티안이 전 세계를 여행하며 강의를 할 때 매우 유용하게 사용되었습니다. 푸에르토리코에서 통역을 써야 했던 상황에서 그는 히스패닉계 국가에서 보다 효과적으로 자신의 메시지를 전달하기 위해 스페인어를 배우기로 결심했습니다. 그리고 얼마 지나지 않아 코스타리카의 ILISA 학교를 방문했을 때에는 교사와 일대일로 대화할 수 있었습니다. 또한 코스타리카대학교에서 의대생들에게 줄기세포에 대한 강의도 했습니다. "그것이 내 삶 전체에 걸쳐 정신적으로 가장 의미있는 경험이었다"고 그는 말합니다. 비슷한 방법으로 그는 스스로 음악을 배우고 기타를 배웠습니다. 그는 어릴 때부터 뇌는 우리가 생각하는 것보다 훨씬 많은 능력을 발휘한다는 사실을 깨달았으며 이러한 인간의 능력을 이용하고 방법을 배우는 사람들에게는 모든 것이 가능하다고 생각하게 되었습니다.

크리스티안 드래포우의 삶은 그렇게 흘러가는 듯 했습니다.

하지만 어느 날 몬트리올의 행사에 초대받아 강의를 했던 주제가 바로 이 책의 슈퍼스타가 될 운명이었습니다. 당시에는 그 주제가 강력한 인상을 심어줄 만한 특징이 없는 것처럼 보였습니다. 그런데 행사 끝 무렵 몇몇 참가자가 놀라운 건강상의 혜택을 발휘한다고 주장한 AFA라는 남조류 식물에 대해 체험담을 발표했습니다. 특히 흥미로웠던 것은 뇌에 대한 효과로써 이것이 그가 가지고 있던 뇌에 대한 열정에 다시 불을 지피는 계기가 되었습니다. 참가자들은 다른 여러 혜택

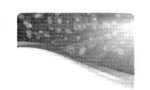

과 더불어 기분 개선, 맑은 정신, 원기 회복과 기억력 회복은 물론 웰빙감과 집중력의 증가 등을 이야기했습니다. 크리스티안에게 이러한 주제는 마치 벌이 꿀을 발견한 것과 같았습니다. 그는 강력한 열정을 느꼈습니다. 당시에는 알려진 바가 거의 없는 AFA에 대해 더 많이 알수록 더욱 큰 관심과 강력한 동기를 느꼈습니다. 그는 더 많은 자료를 읽었으며 AFA가 제대로 평가받지 못하고 있다는 점을 확신하게 되었습니다.

몬트리올에서의 강연 이후 강의가 꼬리를 물고 이어져 그의 강의를 원하는 사람들이 폭발적으로 증가했으며, 야간은 물론 주간 세미나 등에서 AFA 판매자, 소비자와 관심 있는 일반인들을 대상으로 강의를 진행했습니다. 그는 가속학습을 통해 지식을 습득하여 곧 퀘벡 지역에서 AFA 전문가가 되었습니다. 소문은 빠르게 퍼져 그 이듬해 (1994)에는 퀘벡에서 AFA와 관련있는 회사의 연례 컨벤션에서 강의를 하게 되었습니다. 크리스티안은 여기에서 강력한 인상을 심어주었으며, 그 결과 매년 3~4회의 강의를 요청받았습니다.

그의 강의는 더욱 확대되어, 1995년에는 5개월 동안 북미지역에서 26회의 강의를 했습니다. 매주 주말마다 어디에선가 강의를 하였으며 강의 주제는 AFA를 벗어나 코엔자임Q10과 같은 항산화 성분, 프로바이오틱스, 소화효소 등으로 늘어났습니다. 크리스티안은 짧은 기간 동안에 보조제, 천연 제품, 한의학과 기타 대체요법 등에 대한 지식을 흡수했습니다. 그리고 일반인들에게 도움이 되는 정보를 받아들이는 데 놀라운 열정을 발휘했습니다.

첫 번째 연례 컨벤션이 있던 해에 강의를 요청했던 회사의 운영자
들은 크리스티안의 정통한 지식은 물론 그가 가지고 있는 다양한 재
능을 인정하였습니다. 그래서 크리스티안에게 연구개발담당임원 자리
를 제안했습니다. 그 회사는 제대로 된 품질관리부를 만들고 AFA의
진정한 가치를 규명하는 연구에 착수할 수 있도록 크리스티안에게 백
만 달러의 예산을 제공했습니다.

기회를 제공받은 크리스티안 드래포우는 놀라운 성장을 이루어냈
습니다. 그는 국제적으로 널리 알려진 동기부여 전문가는 아니었지
만 자신감으로 무장하고 사람들을 압도하는 인기 높은 연사였습니다.
그러나 그보다 더 중요한 것은 무대에서 제공하는 메시지, 그의 아이
디어를 뒷받침하는 과학이었습니다. 그는 자신의 믿음을 정당화시키
기 위해 과학과 연구에 더 많이 노출되어야 할 필요성을 느꼈으며, 그
러한 노력의 일부로 연구 전문가와의 협력을 모색하기 시작했습니다.
상당한 예산을 집행할 수 있었던 덕분에 적극적으로 추진력을 발휘할
수 있었습니다.

이것이 바로 여러 대학교 및 연구 단체들과 광범위한 협력체계
를 구축하는 출발점이었습니다. 그 후 15여년에 걸쳐 다양한 과학
문헌과 간행물에 수많은 논문을 공동 저술했습니다. 특히 지트 젠
슨 박사와의 관계는 매우 가치있고 중요했습니다. '**다양한 퇴행성 질
환 치료를 위한 생체내 골수 줄기세포의 활용**1 (The Use of in situ Bone
Marrow Stem Cells for the treatment of various Degenerative
Diseases.)'이라는 주제로 2002년 의학가설저널에 게재한 논문은 그

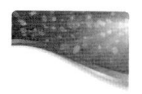

가 쓴 어떤 논문보다 가치가 있는 것이었습니다1.

　이제 이 책에서 소개되는 스토리의 또 다른 주인공인 두 번째 스타를 만나봐야 할 때입니다.

지트 젠슨 박사의 등장

　젠슨 박사는 드래포우와는 대조적인 사람입니다. 그녀는 차분한 성격을 가졌으며 삶을 통틀어 과학자라는 외길을 걸었습니다. 덴마크에서 태어난 그녀는 대체의학을 중시하는 환경에서 성장했습니다. 따라서 건강 및 예방 의학 분야에서 과학적인 평가와 검증 방법을 통해 자신이 경험한 대체의학을 검증하고자 하는 열망을 느꼈습니다. 그래서 1980년대에 덴마크 아르후스대학교(University of Aarhus)에 진학하여 면역 및 미생물 박사 학위를 취득했습니다. 박사 과정을 마친 그녀는 캐나다 에드먼턴에 소재한 앨버타대학교(University of Alberta in Edmonton)에서 연구 활동을 지속했습니다. 그리고 다시 몬트리올의 맥길대 의대에서 강의를 하는 한편, 로열빅토리아병원연구소(Royal Victoria Hospital Research Institute)에서 연구 활동을 지속했습니다.

　크리스티안이 맥길대학교에 있을 당시에는 젠슨 박사를 알지 못했습니다. 그가 대학교를 떠난 후에 젠슨 박사가 그곳에 왔기 때문입니다. 젠슨 박사는 자신의 전공에 대해 회의를 느끼고 자신이 공부를 하도록 해주었던 뿌리, 즉 뉴트리션, 허브와 대체의학 분야로 돌아갈 기회를 찾고 있었습니다. 그리고 우연하게 그녀의 친구로부터 다양한 만성 질환의 완화에 효과가 있다는 AFA 제품을 소개받았습니다. 그녀는 면역 시스템이 웰빙의 개선에 핵심이 된다고 생각하고 있었으며, AFA가 집중력과 기분 개선에 대해 가지고 있는 효과에도 관심을 가지고 있었습니다. 바로 이 분야가 향후에 크리스티안 드래포우와의 공동 연구에 추가된 내용입니다.

이러한 공통분모가 두 명의 석학을 만나게 해준 계기가 되었습니다. 크리스티안 드래포우는 당시 AFA에 대한 지식, 천연 제품(허브 포함), 대체요법에 대한 지식을 축적한 연구개발담당 임원이었으며, 젠슨 박사는 임상 연구를 수행할 수 있는 여건을 갖춘 맥길대학교에서 남조류 식물에서 유도한 활성 성분 및 그 작용에 관심을 갖게 되었습니다. 이렇게 해서 첨단 보조제 산업에서 강력한 시너지 효과를 발휘할 수 있도록 두 사람의 동반자 관계가 시작되었습니다.

젠슨 박사는 맥길대학교 실험실에서 AFA에 대한 예비실험을 실시했으며, 시험관 실험을 통해 다양한 면역 시스템에 대한 효과를 확인했습니다. 그녀는 크리스티안과 함께 수 개월 동안 연구 제안서를 개발하는데 매달렸습니다. 이 연구에는 수 년에 걸쳐 AFA를 사용하게 될 25명의 자발적 참가자와 플라시보를 사용할 25명의 자발적 참가자가 포함되어 있었습니다. 물론 참가자들은 자신이 어떤 물질을 섭취하는지 알 수 없었습니다. 피실험자들은 최고 3개월 동안 하루에 3회씩 각각 2 x 250mg의 남조류 성분을 경구 복용했습니다. 그리고 연구 개시 시점, 2개월과 3개월 후에 혈액을 채취했습니다. 연구자들은 다양한 범주의 세포 매개변수에 대해 혈액을 테스트했으며, 더블블

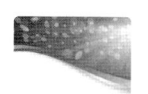

라인드 기법을 사용하여 그 효과를 점검했습니다. 이것은 엄청난 노력이 필요한 작업이었습니다. 한 사람의 혈액 샘플을 처리하는데 3명의 숙련된 기술자가 꼬박 하루 동안 매달려야 했기 때문입니다. 처음에는 결과가 매우 실망스러웠습니다. 통제집단과 실험집단 모두 유의미한 결과를 보여주지 못했습니다. 제아무리 좋은 연구라도 처음에는 그러한 결과가 나올 수 있었습니다. '자신이 현재 하고 있는 것을 모두 알 수 있고 그 결과를 예측할 수 있다면 그것은 더 이상 연구가 아니다'라고 했던 말이 기억났습니다. 모든 기술은 실망과 실패라는 과정을 거쳐 진보하는 것입니다. 일련의 실패를 경험하는 과정에서 해결책에 도달하고, 엉켜있는 매듭을 풀고 궁극적인 성공을 거머쥐게 되는 것입니다. 적어도 그것이 세상의 이치입니다. 만일 기술이 예측 가능하다면 혁신은 매일 이루어질 것입니다. 그러나 현실은 그렇지 않습니다. 모든 혁신은 시작할 수 있는 용기와 실패해도 다시 일어날 수 있는 회복탄력성, 즉 결코 포기하지 않는 불굴의 의지를 필요로 합니다.

젠슨 박사와 크리스티안은 결코 포기하지 않았습니다. 그들은 분명한 사고의 소유자였을 뿐만 아니라 멋진 과학자이자 연구 전문가였습니다. 처음 몇 개월 동안은 통제집단과 실험집단에서 어떤 차이도 발견되지 않았음에도 불구하고 그들은 희망을 잃지 않았습니다.

"이것은 공허한 노력이 아닐까? 남조류가 정말 무슨 일을 해낼 수 있을까?" 이러한 질문에 대한 대답에 도달하기 위해 아마 다양한 브레인스토밍이 필요했을 것입니다.

'더블블라인드 연구'에서는 연구자와 피실험자 모두 어떤 것이 플라시보이며 어떤 것이 실험 대상 물질인지 알지 못합니다. 몇 달 동안의 실험을 끝낸 크리스티안의 손에는 아무 것도 들려지지 않았습니다. 보고할 만한 것이 아무 것도 없었습니다. 변화나 효과도 찾을 수 없었습니다. 그래서 다시 브레인스토밍을 거쳤습니다: 혹시 AFA의 효과가 매우 일시적이어서 시간이 지난 후에는 발견되지 않은 것이었을까?

그렇다면 다시 처음으로 돌아가야 하는 것일까? 면역 시스템은 건강을 위협하는 요소와 마주치면 즉시 행동을 취하도록 되어 있습니다: 그렇다면 영양 공급과 혈액의 타이밍 문제였을까? 아니면 영양소가 아닌 어떤 물질이 인체에서 효과를 발휘하는 것일까? 답변을 찾기 위해 그들은 과거와 유사한 프로토콜을 사용하기로 결정했습니다. 하지만 이번에는 연구 개시 시점, 30분, 60분, 120분 후에 혈액을 채취하기로 했습니다. 만일 이번에도 놓친다면 완전히 놓치는 것이었습니다. 하지만 결과는 성공이었습니다. 남조류를 섭취한 뒤 말초 혈액에서 NK세포가 증가했습니다. 이것은 조직에 유입되는 혈액으로부터 NK세포의 이동이 증가되는 것을 통해 확인할 수 있었습니다. 비록 미미한 결과이기는 했지만 후속 연구로 이어지는 새로운 가능성의 물꼬가 열린 것이었습니다.

면역학자를 포함해 대부분의 과학자들에게 떠오르는 주요 질문은 활성 성분이 무엇이냐는 것입니다.

크리스티안이 자금을 지원한 미시시피대학교에서 수행된 병행 연구에서는 AFA에서 추출한 다당류 성분을 7일 동안 투여한 결과 NK세

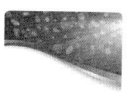

포의 활동이 증가된다는 사실이 확인되었습니다2. 젠슨 박사도 AFA 의 다당류 성분이 면역 세포의 동원 및 대식세포의 활동을 촉진하는 것은 물론 NK세포의 이동에도 영향을 미치는 것을 확인했으며3, 그 이후에 AFA가 NK세포의 활성화를 촉진한다는 점도 알아냈습니다4.

이 연구의 전반부는 2000년이 다가올 무렵에 수행되었습니다. 이 는 전 세계적으로 변화가 예상되는 시기에 이루어진 것입니다. 물론 크리스티안 드래포우와 젠슨 박사의 연구에서도 변화가 감지되었습니 다.

크리스티안은 또 다시 움직여야 할 상황에 처했습니다. 그는 전문 지식과 따뜻한 배려심의 소유자였기 때문에 수많은 현장 판매자와 소 비자에게 신뢰와 자부심의 상징이었습니다. 하지만 회사는 재정적인 문제에 봉착했습니다. 회사는 비윤리적이지는 않지만 다소 의문스러 운 일에 개입하고 있었습니다. 정당성이 없는 의료 효과와 관련된 주 장 때문에 정부와 싸우고 있었던 것입니다. 회사의 원칙을 두고 내부 적으로도 의견이 분분했습니다. 게다가 현장에서 활동하던 사람들도 회사와 경영주로부터 속았다고 느끼고 있었습니다. 이 모든 것들이 크리스티안에게 별다른 선택의 여지가 없게 만들었습니다. 그는 콜로 라도주에서 강의를 마치고 돌아온 직후에 명예롭게 사임을 했습니다. 그는 문을 걷어차고 나왔습니다. 하지만 그 다음에는 어떻게 해야 할 지 확신이 없었습니다. 그러나 자신의 결정을 잘한 일이라고 생각했 습니다.

하지만 운명은 그가 오랫동안 방황하도록 내버려 두지 않았습니다. 우연히 공항에서 해조류 및 남조류가 서식하는 호수의 생태를 연구하면서 알게 된 지인을 만났습니다. 이 작은 공항은 매년 1~2만 명의 승객들이 이용하지만 크리스티안 드래포우는 아주 우연찮게 앞으로 전개될 스토리의 세 번째 주인공과 마주치게 됩니다.

하워드 뉴먼의 등장

하워드 뉴먼은 과학과는 거리가 먼 사람이었지만 능력있는 사업가였습니다. 그는 농업 분야에서 40년의 경력을 가지고 있었으며 특히 동물성 플랑크톤(수생 먹이사슬의 아래 단계에 있는 미세 생물)의 생산 및 유통 전문가였습니다. 식물성 플랑크톤과는 달리 동물성 플랑크톤은 매우 작아서 육안으로는 보기 힘들며, 연못이나 호수, 강 그리고 바다에 표류하며 생존합니다. 오랫동안 미국 브라인 쉬림프(brine shrimp) 산업에 종사해온 하워드에게 동물성 플랑크톤은 금광이나 마찬가지였습니다.

브라인 쉬림프는 매우 흥미로운 수생 갑각류 생물로서 수 백 만년 전부터 동일한 형태로 존재하고 있습니다. 이들은 기껏 0.5인치 크기로 자라며 3개의 눈과 11쌍의 다리를 가지고 있습니다. 그리고 혈액에는 헤모글로빈이 있으며, 두꺼운 껍질 속에 들어 있는 난자는 수 년 동안 안정적으로 유지되다가 물과 접촉하면 부화하게 됩니다. 그것들은 염분이 포함된 민물 호수를 선호하며 바다에서는 거의 찾아보기 힘듭니다. 특이하게도 배를 뒤집은 상태에서 수영을 하는데 그 이유는 아직

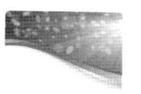

밝혀지지 않고 있습니다. 이처럼 이색적인 작은 생물이 하워드 뉴먼이 가지고 있는 첫 번째 비즈니스 대상이었습니다. 그는 전 세계에 있는 누구보다 브라인 쉬림프에 대해 잘 알고 있었을 것입니다.

1970년부터 1984년에 이르는 기간 동안 하워드는 유타주의 그레이트 솔트호수와 호주의 쉐크 베이(Shack Bay)에서 브라인 쉬림프를 수확하는 회사인 '아르테미아'를 운영했습니다. 또한 브라질에서 포자(cyst)를 수입하여 물고기 사료로 제조했습니다. 하워드 뉴먼은 다른 사람들이 점액질 덩어리나 슬러시라고만 여기던 것을 기회로 바꾼 사람이었습니다. 그는 이러한 활동을 바탕으로 물고기 사료를 판매하는 수 백만 달러 회사를 일구었습니다.

그리고 1984년에서 1990년에 이르는 기간 동안 하워드는 파충류나 열대어 시장에 아르테미아를 공급하는 샌프란시스코 소재 '베이 브랜드'의 부사장을 역임했습니다. 1990년, 이 회사는 INVE에 매각되었고, 그는 10년 동안 이 회사에서 미국지역담당 임원으로 활동했습니다. 그가 재직하는 동안 회사의 매출이 연간 2천만 달러로 증가하였습니다. INVE는 1983년에 벨기에에서 창립된 이래 아르테미아 제품 분야에서 전 세계에 새우 사료를 공급하는 기업입니다.

1999년, 하워드는 유타주에서 양식 산업의 통합을 주도하였습니다. 그는 8곳의 경쟁 업체들과 전략적 제휴를 이끌어 냈으며, 이에 따라 불필요한 서비스의 중복을 막고 INVE가 판매 및 마케팅에만 전념할 수 있도록 했습니다.

2000년 3월, 하워드는 새로운 도전을 시작했습니다. 그는 아들인 그레고리와 공동 소유하고 있던 회사인 데저트레이크테크놀로지(Desert Lake Technologies)를 통해 로사엔터프라이즈(Rossha Enterprises Inc.)를 인수했습니다. 그가 인수한 회사는 1984년 이래 미국의 서북부 태평양 연안의 가장 큰 호수 중 하나에서 천연적으로 서식하는 AFA를 가공, 판매해오고 있었습니다. 그러나 하워드의 관심은 AFA에 있지 않았습니다. 그는 호수에서 사는 작은 동물성 플랑크톤에 관심을 가지고 있었습니다. 이 플랑크톤은 물벼룩에 속하는 생물로서 크기가 아르테미아의 절반 정도밖에 되지 않으며, 산성을 띤 늪지에서부터 민물 호수나 개울에 이르기까지 다양한 수생 환경에서 삽니다. 이들은 몸체의 대부분을 뒤덮는 반투명의 껍질을 가지고 있으며, 현미경을 통해 보면 눈이 움직이고 심장이 뛰고 혈액이 흐르는 것을 볼 수 있습니다. 정말 볼만한 장면입니다. 매우 열악한 환경에서도 생존할 수 있는 튼튼한 알을 낳는 이 생물은 열대 어류나 또 다른 수생 생물의 먹이가 되기도 합니다.

크리스티안과 하워드가 그날 공항에서 만났을 때 그들은 서로의 관심과 업무에 대해 금새 알 수 있었습니다. 그들은 이전에도 2~3차례 만났던 적이 있었지만 그 때는 둘 다 다른 공간에서 살고 있었습니다. 하지만 지금은 상황이 달라져 있었습니다. 그래서 다른 각도에서 상대편의 이야기에 관심을 기울이고 자신이 듣고자 하는 것을 들을 수 있었습니다. 하워드는 자신의 새로운 회사를 성장시켜줄 수 있는 적임자를 만났으며, 크리스티안도 자신의 회사를 떠난 지 얼마되지 않았기 때문에 뭔가를 찾아야 하는 상황이었습니다. 크리스티안은 기존

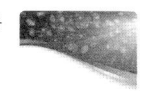

의 회사에 대해 환멸과 실망을 느꼈지만 절망하지는 않았습니다. 반면에 하워드는 사업에 대한 열정은 많았지만 전문가의 도움이 절실히 필요한 상태였습니다.

그들은 서로를 필요로 했습니다. 하워드는 주변의 호수에서 더 많은 물벼룩을 수확하는데 초점을 맞춘 반면에, 크리스티안은 다른 과학적인 전망에 매력을 느꼈습니다. 그것은 다름 아닌 AFA였습니다. 크리스티안은 직장을 그만 둔 지 한달 만에 하워드를 만나서 서로의 생각을 나눈 후에 한가지 제안을 했습니다. 만일 하워드가 물벼룩으로부터 수익성이 높은 비즈니스를 전개할 수 있다면, 크리스티안도 물벼룩을 수확할 때 생기는 부산물인 AFA 시장을 개발할 수 있을 것이라고 말했습니다. 크리스티안은 AFA가 지구상에서 최초의 음식이었으며, 깨끗한 환경으로부터 생산한 AFA가 매우 영양가가 높은 식품이 될 수 있을 것이라고 말했습니다. 그의 말은 마치 미래를 예언하는 것 같았습니다.

크리스티안의 주제는 하워드의 물고기 사료인 물벼룩이 아니었습니다. 그는 인류에게 가치 있는 보조제를 생각하고 있었으며, 그 영양소가 모든 사람들의 상상력을 뛰어 넘는 것이 될 것이라고 믿어 의심치 않았습니다. 그는 자신이 수행한 연구를 통해 그 사실을 알고 있었습니다. 그는 하워드에게 맥길대학교의 젠슨 박사가 수행한 실험 결과를 얘기해주었습니다.

크리스티안은 AFA를 다시 상품으로 브랜드화하는 한편, 하워드가 데저트레이크테크놀로지를 생명과학의 선두 주자로 키우고 싶은 열망을 동시에 충족시킬 수 있다고 제안했습니다. 이렇게 해서 마침내 크리스티안이 가지고 있던 아이디어와 실험 결과가 제품으로 거듭나는 계기가 마련되었습니다. 항염 효과를 포함해 피코시아닌으로부터 발휘되는 다양한 생리학적 효과에 대해 생각해보십시오5. 그리고 다당류 성분3,4이 발휘하는 NK세포와 대식세포에 대한 면역개선 효과는 물론 페닐에틸아민(PEA)6이라고 부르는 분자를 통한 중앙신경시스템의 개선 효과에 대해 생각해보십시오.

그 이전까지만 해도 대체치료/한의학에서는 3가지 허브 제품이 널리 인정받고 있었습니다. 많은 소비자들이 기분을 개선시키고 에너지와 집중력을 증가시켜주는 카바(Kava), 마황이나 세인트존스워스(St. John's Wort)를 함유하는 보조제를 섭취하고 있었습니다. 사람들은 이러한 보조제를 통해 기분 개선을 경험했습니다. 하지만 그것은 독성(간과 신장)과 관련한 보고가 알려지기 전까지였습니다. 이 보고는 후에 오류가 있었다는 반대 주장이 제기되었음에도 불구하고8, 이미 시장은 타격을 받았습니다. 일부 제품들은 유통금지 명령이 내려지고 소비자의 신뢰는 흔들렸습니다.

AFA가 놀라운 효과를 바탕으로 혼란스러운 시장의 공백을 채울 수 있다는 크리스티안의 믿음과 열정이 하워드의 마음을 움직여 마침내 하워드가 크리스티안의 아이디어를 받아들였습니다. 그들 사이의 협의가 완료되자 크리스티안은 흥분을 감추지 못했습니다. 크리스티안은 2000년 3월에 마침내 데저트레이크테크놀로지에 합류하게 됩니

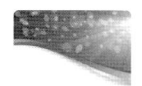

다.

이것이 크리스티안 드래포우의 전환점이었습니다. 그렇다면 젠슨 박사는 어떠했을까요? 그녀도 다른 움직임을 보이고 있었을까요?
물론 그렇습니다.

다시 맥길대학교로 돌아간 젠슨 박사는 편협한 전공분야만을 고집하는 학계 환경에서 시간이 가면 갈수록 답답함을 느꼈습니다. 그리고 그녀가 가지고 있던 전반적인 건강에 대한 관심은 과학적으로 추구하기에는 너무나 광범위했습니다.

젠슨 박사는 진정한 연구자였습니다. 연구자로서의 삶을 사는 것이 예나 지금이나 그녀가 진정으로 원하는 것이었습니다. 1998년, 그녀는 통합건강에 초점을 맞춘 개인 연구소를 설립하여 천연 제품의 효능을 검증해주는 일에 주력하게 되었습니다. 이것은 의미 있는 일이었습니다.

크리스티안은 젠슨 박사의 아이디어가 맘에 들었습니다. 그래서 하워드에게 데저트레이크테크놀로지를 통해 젠슨 박사의 연구 활동을 지원하자고 설득했습니다. 젠슨 박사는 크리스티안의 생각에 신속하게 반응하여, 2000년에 가족들과 함께 오레곤주로 이사했습니다. 그 결과 자연면역시스템(현재 NIS Labs)이라는 이름의 연구소가 탄생했으며, 젠슨 박사는 연구소의 책임자가 되었습니다.

이렇게 하여 2000년에 이 책에서 소개하고자 하는 스토리에 등장하는 3명의 스타들이 모두 동일한 무대에 오르게 되었습니다. 그들은 향후 운명적으로 전개될 매우 중요한 스토리의 주인공으로서 함께 뭉치게 되었습니다. 크리스티안은 데저트레이크테크놀로지에서 AFA의 과학을 탐구해 인체에서 사용할 수 있는 건강 혜택을 체계화하고 이를 알리는 일에 열정을 태우고 있었습니다.

같은 시기에 젠슨 박사는 연구소에서 항상 자신이 가장 좋아하던 일을 하고 있었습니다. 그녀는 천연 제품이 세포 생리에 미치는 현상에 대해 생체실험과 시험관 실험을 지속하였습니다. AFA가 그녀의 첫 번째 작품이었습니다. 한편 하워드 뉴먼은 데저트레이크테크놀로지를 운영하며 자신의 관심사인 물벼룩을 수확하는 한편 뭔가 새로운 멋진 일이 일어나기를 기다리고 있었습니다. 그는 자신의 팀에 과학자를 보유하게 되었으며, 그가 평생을 바쳤던 분야에서 뭔가 새로운 것을 발견할 수 있는 가능성을 확보하게 되었습니다. 그들은 서로 운명이라는 수레바퀴를 앞에서 끌고 뒤에서 밀어주며 새로운 밀레니엄을 맞을 준비를 하고 있었고 무한한 가능성을 지닌 미래를 향해 함께 앞으로 전진할 태세를 갖추고 있었습니다.

새로운 가설

그들은 자신이 담당하는 일에 매진했습니다. 크리스티안은 자신의 가속 학습 기술을 활용하여 과학 문헌을 검토하고, 면역 조절과 항염 메커니즘과 관련된 수많은 논문을 읽었습니다. 그가 읽은 논문에는

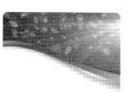

신경전달물질, 천연 제품의 CNS 효과, AFA의 전통적인 사용 방법 등이 포함되어 있었습니다. 탐구해야 할 것들이 너무 많았습니다. 한편 젠슨 박사는 자신의 새로운 연구실을 설립하느라 분주했으며, 하워드도 물벼룩과 남조류를 수확하고 가공하는 공정을 개선시키는 동시에 새로운 시장의 문도 열심히 두드리고 다녔습니다.

얼마 지나지 않아 혁신이 이루어졌습니다. 크리스티안은 AFA 소비자들이 증언했던 다양한 혜택에 매료되기도 하고 한편으로는 얼떨떨하기도 했습니다. 그는 설명하기 쉽지 않은 혜택을 경험한 사람들을 직접 만날 수 있었습니다. 인류 최초의 식품으로 알려진 남조류 식물은 다양한 활성 성분을 함유하고 있어 여러 인체 기관에 효과를 발휘하였으며, 그가 미처 파악하지 못한 어떤 성분이 보다 근본적인 역할을 수행한다고 생각했습니다.

한편, 젠슨 박사도 맥길대학교에서 수행한 임상 연구로부터 도출된 과학, 즉 AFA의 신속하면서도 일시적인 효과에 강한 관심을 갖고 있었습니다. 충분한 설명을 뒷받침하기 위해서는 뭔가 놓친 부분을 찾아야 했습니다. 면역 세포만으로는 신경 시스템의 활력, 트라우마로부터의 회복, 당뇨 환자의 췌장 기능 개선 등을 포함하여 AFA의 심오한 효과를 충분히 설명할 수 없었습니다. 그래서 계속해서 문헌을 연구하며 기저에 깔려 있는 메커니즘을 좀더 많이 이해하고자 했습니다.

그녀는 학부 시절 안식 기간 동안 지도교수 연구실에서 골수 줄기세포 이식을 받는 암 환자를 대상으로 조혈모 줄기세포에 대해 연구하였습니다. 이러한 경험을 가지고 있던 그녀는 무엇보다 줄기세포 문헌에 연구의 초점을 맞추었습니다. 물론 그 당시에는 줄기세포가 조혈모 시스템 이외에서는 그다지 중요성을 인정받지 못하고 있었습니다. 2000년 말, 그녀는 AFA의 효과에 대한 그녀의 생각을 바꾸어 주는 새로운 논문을 접하게 되었습니다9. 그녀는 크리스티안 드래포 우에게 전화를 걸어 그 내용을 소개했습니다. 즉, 줄기세포가 AFA의 섭취와 관련된 많은 관찰 사실을 설명해주는 공통된 요인일 수 있었습니다.

그러나 활성 성분은 과연 무엇이었을까요? 젠슨 박사는 세포에 영향을 미치는 것이 AFA의 고분자 다당류 성분이라는 것을 알고 있었습니다. 그러나 다양한 증상을 가지고 있는 사람들에게 다양한 건강 혜택을 경험하도록 해주는 AFA의 응용 방법은 무엇일까요? 한편, 크리스티안의 마음 속에도 한 여성의 스토리가 계속 맴돌았습니다. 그 여성은 60세로서 50년 전에 3도 화상을 입었습니다. 그런데 AFA를 섭취하고 1년이 지났을 때 얼굴에 화상의 흔적이 사라졌습니다. 그 사진을 본 크리스티안은 마음이 매우 복잡해졌습니다.

그래서 크리스티안은 줄기세포에 대해 광범위한 자료 검색을 시작했습니다. 이때는 2000년이 막 시작되었을 무렵입니다. 당시 조지 부시 대통령은 힘든 선거를 마치고 배아줄기세포(ESC)와 관련된 정부 지원 문제의 중심에 있었습니다. 로스엔젤레스에서 개최되었던 민주당 전당대회에서 파킨슨씨병, 알츠하이머병과 같은 만성 질환을 위해

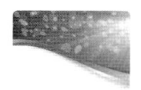

배아줄기세포를 사용하는 치료제 연구를 지원할 것이라고 말했습니다. 하지만 인권운동가들은 이를 용납하기 어려웠습니다. 배아줄기세포에 관한 매우 심각한 윤리적 문제를 제기했고 미국인들은 이 문제에 대해 의견이 엇갈렸습니다. 부시 대통령은 2001년 배아줄기세포를 유도하기 위해 인간의 배아를 사용하는 것을 제한하는 법률을 제정했습니다. 줄기세포는 당시에 뉴스에서 매우 많이 등장했습니다. 매스컴의 보도에는 열정과 논란이 공존했지만 초점은 잘못된 방향으로 흘러갔습니다. 크리스티안 드래포우는 계속해서 문헌을 읽었습니다. 그는 성체줄기세포가 뇌, 심장, 근육 및 간 조직을 포함하여 다른 장기에서 상이한 세포를 생성할 수 있다는 것을 보여주는 연구 논문에 관심을 가졌습니다.

한편, NIS는 또 다른 스폰서를 얻게 되었습니다. 이 스폰서는 바로 세계 최대 창호회사인 젤드웬(Jeld-Wen)이 설립한 자선단체인 젤드웬 재단(Jeld-Wen Foundation)이었습니다. 젤드웬은 1960년대에 15명이 근무하는 작은 목공 공장으로 출발, 현재는 2만명의 직원을 거느린 글로벌 기업으로 성장하여 전 세계에 창호 제품을 생공급하고 있습니다. 그리고 이 회사가 운영하는 젤드웬 재단은 1969년에 설립된 비영리 단체로, 모회사가 활동하는 지역사회의 가치 있는 프로젝트에 필요한 재원을 지원하였습니다. 그들은 학교, 대학, 병원, 도서관, 지역 센터를 포함하여 수백 건의 프로젝트에 재정적으로 지원했습니다. 젤드웬의 창립자이자 CEO인 딕 웬트는 AFA 사용자였으며, 이것이 NIS와 젠슨 박사의 AFA 연구를 지원하는 계기가 되었습니다.

젠슨 박사와 크리스티안은 많은 아이디어와 이상을 가지고 있었 지만 딕 웬트의 든든한 지원이 없었다면 그들의 생각은 진전이 없거 나 적어도 신속하게 진전되지는 못했을 것입니다. 2000년부터 2002 년에 이르는 준비 기간은 강인함과 인내력의 시험대였습니다. 그것 은 참아내기 힘든 지루한 과정이었습니다. 하지만 이들 두 명의 헌신 적인 과학자들은 그들의 생각이 올바르고, 자신들이 수집한 데이터 가 과학적으로 뒷받침될 수 있다는 100% 확신이 필요했습니다. 그러 기 위해서는 소모적이면서도 고통을 수반하는 값비싼 연구 노력이 필 수적이었습니다. 임상 연구를 포함하여 최종적인 증거를 확보하는 일 은 딕 웬트의 흔들림 없는 지원을 통해 가능했습니다. 그러한 지원은 데저트레이크테크놀로지와 현지 멀리웨스트의학연구소(딕 웬츠가 위 원장으로 활동한 비영리 연구기관)가 레이크앨지리서치(Lake Algae Research)라는 새로운 파트너십을 구축했을 때 보다 완벽하게 구현 되었습니다. 이 파트너십은 풍부한 재정 지원, 지속적인 연구 노력과 함께 그들이 기대했던 혁신을 보다 용이하게 만들어 주는 든든한 계 획을 수립할 수 있게 해주었습니다.

그리고 마침내 성공이 찾아왔습니다. 진실이 서서히 드러났습니다. "만일 NK세포의 동원이 AFA에 의해 촉진된다면 NK세포와 줄기세 포가 동일한 백혈구 세포 라인이므로 AFA가 줄기세포 방출을 촉진할 수도 있지 않을까?" 젠슨 박사는 이러한 아이디어를 실험할 수 있는 능력을 가지고 있었습니다. 그녀는 자신의 연구팀으로 하여금 이 혁 신적인 아이디어를 실험하기 위한 임상 연구를 설계, 시행하도록 조 치하였습니다. 그들은 자료를 점검, 또 점검하여 확실한 결론을 도출

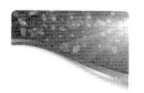

하는데에만 전념했습니다. 머지않아 **AFA를 섭취하면 곧바로 인체의 말초 혈액에서 줄기세포의 수를 증가**시키는 것이 확인되었습니다[10].

　그들은 한치의 오차조차 없도록 하기 위해 계속해서 분석 작업을 실시했습니다. 그리고 이러한 일은 젠슨 박사팀이 전담했습니다. 건강한 자발적 참가자를 모집하고 AFA 섭취 전에 각 피실험자의 말초 혈액을 순환하는 CD34+ 세포의 수준을 AFA 섭취 뒤 최대 4시간 동안 매시간 측정했습니다(CD34+는 줄기세포에 대한 중요한 지표이다). 자발적 참가자들은 AFA의 섭취 전후에 신체적, 정신적 활동을 최소화하도록 요청받았습니다. 그리고 한 사람당 5mg의 건조 AFA를 제공받았습니다. 연구 결과, 실험집단의 경우 AFA 섭취 2~3시간 후에 혈액을 순환하는 CD34+ 세포의 수가 통제집단보다 최고 수준(25% 증가)을 보여준 후 다시 베이스라인으로 복귀했습니다. 요약하면 AFA는 골수(기타 부위 포함)의 성체줄기세포를 혈류로 방출하는 일을 촉진하는 것입니다. **AFA는 CD34+ 줄기세포 방출을 촉진합니다.**

　이제 과정을 좀더 세밀하게 추적해보겠습니다. 1장에서 소개한 것처럼 줄기세포는 특정 조직에 접착 및 이동하는 특성을 가지고 있습니다. 줄기세포에 대해 논의할 때는 L−셀렉틴이 매우 중요합니다: 수용체는 줄기세포가 골수에 잔류할 것인지, 아니면 치료가 필요한 곳으로 이동해야 하는지에 대한 결정에 관여합니다. 만일 줄기세포가 계속 이동하면 L−셀렉틴은 줄기세포 치료가 필요한 조직으로 이동할 것인지, 그리고 언제 이동할 것인지에 대한 결정에 관여하게 됩니다. 그 다음 질문은 다음과 같습니다: AFA를 섭취하면 혈류로 방출된

CD34+ 줄기세포가 동일한 접착 분자를 발현시키는가?

젠슨 박사는 이 문제와 관련하여 AFA 섭취 전후에 특정 세포 표면 분자에 대한 분석 작업을 실시했습니다. 그들은 AFA 섭취 후 방출된 CD34+ 세포가 동일한 접착 및 귀소 특성을 유지한다는 사실을 확인했습니다. 이 말은 세포가 정상적인 이동 능력을 가지고 있다는 것을 뜻합니다.

크리스티안 드래포우는 모든 것을 체계적으로 조합하기 시작했습니다. 그는 줄기세포 문제를 다루는 연구 자료들이 골수의 줄기세포가 다양한 조직으로 이동하여 정착한다고 결론 내리고 있다는 점에 주목했습니다. 이러한 사실은 2가지 방법에 의해 확인되었습니다. 먼저, 수컷 쥐(Y 염색체)의 골수를 방사선(물론 생명에 위협을 줄 정도는 아니었지만 치사량에 가까운 양)에 노출된 암컷 쥐에 주입했습니다. 그리고 G-CSF를 주입하여 그 활동을 촉진시켰습니다. 그 후 혈액, 다양한 세포 및 조직 샘플을 검사하여 Y 염색체가 있는지 확인했습니다. Y 염색체 양성 반응은 이들 세포가 수컷 기증자의 골수에서 나온 세포라는 사실을 보여주었습니다[11].

두 번째 방법은 이식 유전자를 가진 수컷 쥐의 골수 세포를 녹색형광단백질(GFP)로 표시하여 동질유전자를 가진 쥐 중에서 방사선에 노출된 암컷 쥐에 주입하는 것입니다. 그 후 혈액 및 조직에 대해 GFP 발현을 조사한 결과 줄기세포의 이동을 확인할 수 있었습니다. 주입된 세포는 다양한 유형의 조직으로 이동 및 분화 과정을 거쳤습

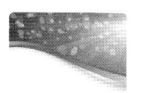

니다. 또한 골수 줄기세포가 뇌, 근육, 심장, 간 등의 세포로 변환된다는 결정적인 증거도 확인할 수 있었습니다. 그러나 의문은 여전히 남아 있었습니다. 줄기세포를 주입하거나 G-CSF를 사용하여 골수에서 줄기세포 방출을 촉진하는 경우에만 이러한 현상이 발생했습니다.

크리스티안 드래포우는 젠슨 박사와 브레인스토밍을 통해 퍼즐의 조각을 천천히, 그러나 확실하게 짜맞춰갔습니다: 만일 AFA와 같은 천연 물질이 줄기세포 방출을 지원한다면 골수로부터 줄기세포가 자연적, 자발적으로 방출되는 것이 아닐까? 정말로 그러했습니다. 이것이 그들이 발견한 두 번째 사실이었습니다. 그래서 새로운 가설이 수립되었습니다:

정상적인 생리 과정에서는 골수로부터 줄기세포가 방출되어 상이한 조직으로 이동하여 세포 재생 및 복원을 지원한다. 줄기세포의 제거나 재주입과 같은 외과적인 절차 없이도 줄기세포 방출 및 이동을 촉진함으로써 치료 효과를 발휘할 수 있다[1].

이 두 명의 줄기세포 선구자들은 절실한 마음으로 연구를 진행했습니다. 그들은 기발한 아이디어를 가지고 있었으며 그것에 대해 충분히 이해하고 있었습니다. 배아줄기세포를 통한 기적적인 치료에 대한 언론의 보도 열기가 시들해지고 많은 사람들의 관심도 수면 아래로 그 모습을 감추었습니다. 하지만 인체에는 수많은 사람들이 오랫동안 간과해온 복원 시스템이 존재하고 있었습니다. 줄기세포가 골수로부터 자발적으로 방출되고, 혈류를 순환하는 과정에서 활용 및 이동되는 일은 정상적인 인체 생리작용의 일부입니다.

이것은 당시로는 놀라운 생각이었습니다. 줄기세포와 줄기세포를 활용한 치료가 주로 태아로부터 유도된 물질이거나 최소한 인체 세포를 제거하여 향후 주입을 위해 배양 또는 냉동시키는 것으로 인식되었던 때를 생각해보십시오. 줄기세포가 인체의 정상적인 생리 작용으로서 끊임없이 이루어진다는 것은 완벽한 반전이 아닐 수 없습니다. 그래서 이 책에서도 이 내용을 중요한 메시지로 전달하고 있습니다:

모든 사람은 줄기세포를 가지고 있다. 모든 사람들은 줄기세포를 사용한다. 모든 사람들은 줄기세포를 매일 사용한다. 줄기세포는 효과를 발휘한다. 그리고 끊임없이 효과를 발휘한다.

젠슨 박사와 크리스티안은 연구 프로토콜 및 데이터 분석을 완료하고 특허 신청을 준비했습니다. 자신들의 연구결과가 상업적으로 놀라운 결과를 가져다 줄 수 있었기 때문입니다. 2001년 5월 14일 최초로 특허 신청이 이루어졌으며, 2004년 11월 9일 젠슨 박사와 크리스티안 드래포우 공동 명의로 특허가 허가되었습니다. (특허번호: US 6,814,961 B1):

'Method for Enhancing Stem Cell Trafficking.'

ABSTRACT: 'Consumption of blue-green algae or extracts thereof, enhances trafficking or homing of stem cells in animals by

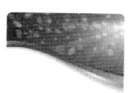

inducing a transient increase in the population of stem cells present in the animal's circulatory system. The animal may be healthy or suffering some disease or physiological condition.'

'줄기세포 이동 개선 방법'

'남조류나 남조류 추출물의 섭취가 동물의 순환계에 존재하는 줄기세포의 수를 증가시킴으로써 줄기세포의 활용 및 이동을 증가시켜준다. 이러한 현상은 건강하거나 질병 상태에서나 동일하게 작용한다.'

이후 데저트레이크테크놀로지에 양도된 이 특허에는 효능에 대한 입증 자료로서 2가지의 놀라운 사례 보고서를 포함하고 있었습니다. 과학 분야에서 사례 보고란 매우 중요한 것이며, 특히 새로운 연구 분야의 경우에는 더욱 그렇습니다. 사례 보고는 그 자체로서 결론을 제시하지는 않았지만, 현실적인 가치를 보여주기에 충분했습니다. 과학 분야에서는 많은 혁신들이 평범하지 않은 것을 관찰하는 것으로부터 나오게 되며, 이는 기존의 틀과는 차별화된 결과를 도출해 내는 것입니다.

첫 번째 사례 보고서는 장기간 동안 면역 시스템의 손상(아동기 5회의 발병을 포함하여 반복적인 수두 재발)과 관절염을 포함한 성인기의 염증 반응을 앓고 있던 65세의 남성에 관한 것이었습니다. 그는 매일 1.5g의 AFA를 섭취한 지 2주일 이내에 인체의 다양한 부위에서 조직이 복원되는 현상을 보였습니다. 조직의 치유는 이마의 근육 및 피부 조직, 허리와 오른쪽 무릎에서 나타났습니다. 무릎과 등은 15세와 45세때 외과 수술을 받은 부위였습니다. 그는 25세 때 자동차 사고로 이마의 피부 조직에 손상을 입었습니다. 이 상처는 피부와 근육에 박힌 작은 유리조각을 포함하고 있었습니다. AFA를 2주간 섭취한 후 그리고 이마의 상처가 생긴지 거의 40년이 지난 후, 30개의 작은 병변이 형성되었으며 각각의 병변은 유리 조각을 포함하고 있었습니다. 그리고 유리 조각이 제거되자 해당 부위는 흉터 없이 아물었습니다. 참으로 믿기 어려운 것이었지만 사실이었습니다.

두 번째 사례 보고서는 심각한 알레르기 및 섬유근육통 병력이 있는 52세의 여성에 관한 것이었습니다. 이 여성은 처음 3년 동안 매일 1.5g의 AFA를 섭취했으며 4년 차에는 사용량을 늘렸습니다. 알레르기의 임상학적 증상, 섬유근육통으로 인한 극심한 근육통, 적혈구와 관련한 세균에 대해 4년간의 관찰이 이루어졌습니다(적혈구의 기생충 감염과 섬유근육통/만성피로증후군 사이에는 관계가 있음). 4년간의 관찰 기간 동안 AFA의 섭취가 이전에 과민 반응을 보였던 음식에 대한 내성을 증가시켜주었습니다. AFA 섭취는 또한 기생충이 없는 적혈구와 그렇지 않은 적혈구 사이에 상관관계를 가지고 있었으며, 근육 조직에 산소를 공급하고 근육통을 완화시켜주었습니다. 또한 AFA 섭취가 조혈모 세포로 하여금 보다 많은 적혈구 세포를 생산하도록 촉진하는 것처럼 보였습니다.

드래포우/젠슨 팀은 그들의 아이디어를 더욱 정교화시켜 의학가설

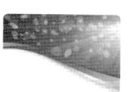

저널(Medical Hypotheses Journal)에 다음 제목으로 논문을 제출했습니다: '**다양한 퇴행성 질환 치료를 위한 생체내 골수 줄기세포의 활용**[1] (The Use of in situ Bone Marrow Stem Cells for the treatment of various Degenerative Diseases.)'

자연에 존재하는 식용 원료인 AFA의 사용이 골수로부터 줄기세포의 방출을 증가시킬 수 있다는 사실을 확인한 그들은 '여러 가지 퇴행성 질환의 치료를 지원하는 다양한 천연 성분을 파악하는 노력이 필요하다'고 제안했습니다.

그러나 아직도 해결되지 않은 질문이 남아 있었습니다: AFA에 함유되어 있는 어떤 활성 성분이 관찰된 줄기세포 효과에 관여하고 있으며, 어떤 메커니즘이 작용하는가? 이러한 질문은 과학에서는 기본적인 것으로, 특정 현상을 이해하거나 제어하기 위해서는 '무엇'과 '어떻게'는 항상 구체적으로 설명될 수 있어야 합니다. 따라서 해결해야 할 중요 과제가 아직도 남아 있었습니다.

뜻밖의 수확

연구를 위한 재정 자원이 제한적인 경우에 천연 제품에 있는 활성 성분은 어디에서부터 찾아야 할까요? 적어도 이 경우에는 명백한 출발점이 존재합니다. 3가지 남조류(AFA, 스피루리나, 클로렐라)의 경우, 고분자 다당류 성분이 강력한 면역 증진 활동을 보여주었습니다. 젠슨 박사 팀은 AFA가 인체 면역 세포의 순환 및 기능에 신속한 효과를 발휘한다는 사실을 확인했습니다. 보다 정확하게 말하면 NK세포의 이동을 유도하고, 혈류를 순환하는 NK세포가 일시적으로 감소하도록 하는 것이 바로 다당류 성분이었습니다. 그렇다면 그 사실을 검증하기 위해 동일한 다당류 성분과 비-다당류 성분의 효과를 측정하면 안될까요?

그러나 사실 그럴 필요는 없었습니다. 세포 표면에 발현(세포의 커뮤니케이션 방법)하는 수백 가지의 표면 분자 중에서 AFA에 반응하는 분자가 있을 것입니다. 이 특별한 표면 분자가 줄기세포를 골수로부터 방출되도록 하는 것입니다. 그렇다면 연구팀은 이 일을 위해 무엇을 했을까요? 낮은 가능성과 절박함, 그리고 연구 기금의 부족을 감안하면 누구나 실망과 실패를 예상하기 쉬웠을 것입니다.

하지만 한가지 행운이 뒤따랐습니다. 이 드라마의 주인공 중 한명인 젠슨이 특정 줄기세포 마커를 주제로 박사 학위 논문을 마치게 되었습니다. 그녀는 당시에도 그랬지만 지금도 여전히 L-셀렉틴의 세계적인 권위자입니다. 그녀의 논문이 희망 쪽에 상당히 무게를 실어주었습니다.

그들은 다시 실험실로 복귀했습니다. 젠슨 박사 팀은 필요한 지식과 프로토콜, 항체와 기타 시약과 장비를 포함한 필요한 모든 것을 가지고 있었습니다. 그들은 화룡점정을 찍기만 하면 되는 단계에 도달했습니다. 설계와 실행의 어려움을 극복한 그들은 **"AFA가 L-셀렉틴을 차단한다"**는 사실을 발견했습니다. 그들은 세 번째로 유레카를 외쳤습

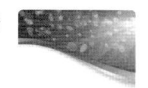

니다. 행운의 여신이 운명적으로 이들 연구자들을 향해 미소를 지었습니다.

가설의 증명

연구는 다음과 같이 전개되었습니다.

연구에는 매우 정교하면서도 어려운 기술적인 문제가 포함되어 있었지만, 젠슨 박사와 그녀의 팀은 오랜 경험 탓에 해야 할 일이 무엇인지 곧바로 알 수 있었습니다[10]. 지나친 단순화의 함정에 빠질 수 있다는 위험에도 불구하고 간략하게 요약해보겠습니다. 그들은 마그네틱 비드(Magnetic Beads)를 단백질 G로 코팅한 후 L-셀렉틴 키메라 단백질과 함께 배양했습니다. 그리고 비드 표면에 있는 키메라 단백질을 취하여 결합시켰습니다(그림 2). 그 후 AFA 액상 추출물로부터 L-셀렉틴 결합 성분을 분리했습니다.

인체 L-셀렉틴으로 코팅된 마그네틱 비드는 AFA 액상 추출물에서 배양했습니다. 배양 후, 비드를 물로 씻어낸 다음 결합된 기타 결합 물질을 제거하여 겔전기영동법을 사용해 마침내 L-셀렉틴 차단제(리간드)가 탄생했습니다.

약 160-180kDa의 분자량을 가진 단백질로써 질량이 비슷한 두 개의 하부 구조로 구성되어 있는 그것이 바로 그들이 찾던 L-셀렉틴 리간드(LSL)였습니다(또는 AFA-LSL이라고도 함). 이 성분은 NK세포에 영향을 미치는 것으로 밝혀진 AFA의 비가용성 다당류와는 다른

〈그림 2. 인체 L-셀렉틴 리간드를 포함하는 AFA〉

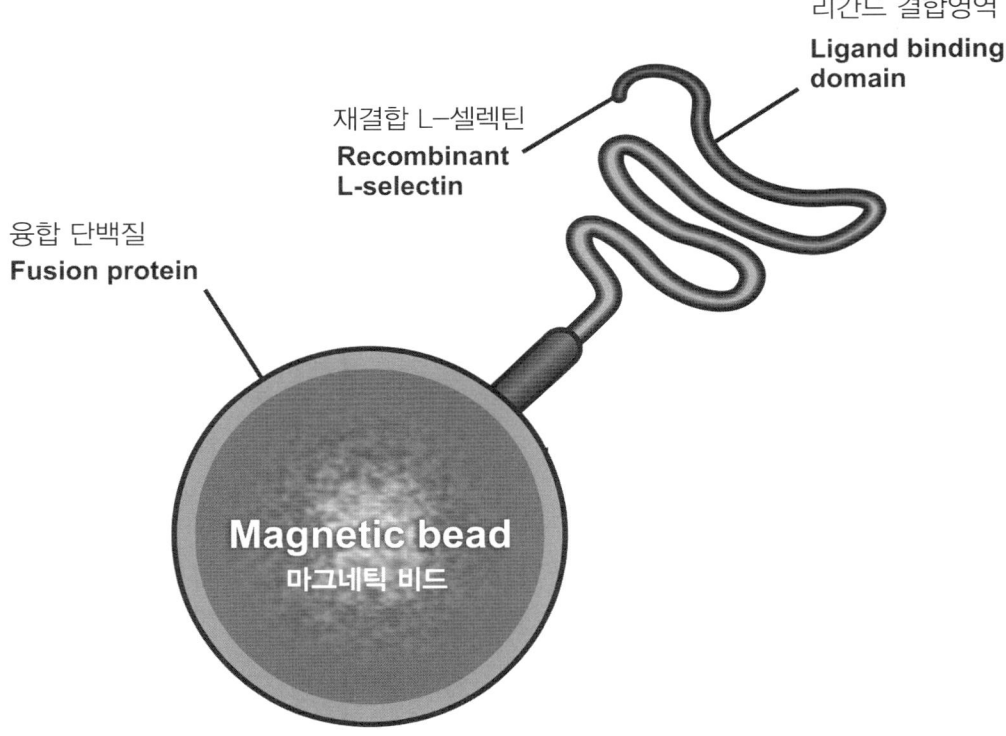

것이었습니다. 그들은 마침내 핵심 물질을 찾아냈으며, 남은 것은 그
것이 자신들이 원하는 것인지 확인하는 것이었습니다.

이제 잠시 되돌아가 보겠습니다. 2장에서 일부 세포(줄기세포와 면
역세포)는 상처가 난 조직이 SDF-1이라는 줄기세포를 유인하기 위해
방출하는 분자를 인식하는 CXCR4라는 수용체를 발현시킨다는 점에
대해 언급했습니다. SDF-1이 CXCR4 수용체와 결합하면 이것이 세

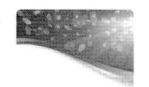

포 표면에 있는 접착 분자의 발현을 촉발합니다. 이러한 현상이 줄기세포를 유지시켜주기도 하고, 염증 반응과 같은 문제가 발생하는 경우 모세혈관 벽에 접착하여 조직으로 이동하도록 해줍니다.

이제 다른 L-셀렉틴 리간드에 대해 논의해보겠습니다. 여기에는 후코이단이라고 부르는 갈조류에서 추출한 황산화 다당류가 포함됩니다. 후코이단과 L-셀렉틴의 결합은 세포 표면에서 CXCR4와 동일한 수용체 분자를 발현시키는 것으로 알려져 있습니다[12]. 이 CXCR4 수용체 분자는 실제로 세포 내부에 이미 만들어져 있는 상태로 존재하며 L-셀렉틴의 촉발인자에 반응하여 안과 밖을 주기적으로 이동합니다.

젠슨 박사와 그녀의 팀은 AFA의 수용성 성분(AFA-w)이 L-셀렉틴과 결합하기 위해 후코이단과 경합하여 CXCR4의 외적인 발현을 차단하는지 알고자 했습니다. 그들은 CXCR4를 각각 AFA-w, 후코이단 및 두 가지 모두에 노출시킨 후 다양한 간세포(幹細胞)의 표면에 발현되는 면역 염색법을 통해 결과를 확인할 수 있었습니다. 그들이 사용한 간세포에는 CD34에 양성 반응을 보이는 골수세포와 상업적으로 이용이 가능한 KG1a와 K562 세포가 포함되어 있었습니다. 이들 두 가지 세포는 그들이 가진 차이점 때문에 선택되었습니다. 그들은 모두 미분화된 만능 조혈모 세포지만 KG1a만이 CD34에 양성 반응을 보이는 특징을 가지고 있습니다. KG1a 세포는 또한 미분화된 상태로서 골수에 있는 줄기세포와 가깝습니다. 젠슨 박사는 AFA-w가 골수의 CD34+ 상에서만 후코이단에서 유도된 CXCR4 발현을 억제하지만, CD34+ 세포인 K562는 여기에 해당되지 않는다는 사실을 확인했습니다.

이것은 L-셀렉틴 리간드가 골수로부터 줄기세포의 이동에 모종의 역할을 한다면 완벽하게 일치되는 것이었습니다. 그러나 그것을 입증하기 위해 젠슨 박사 팀은 조금 전에 언급한 시험관 실험을 생체실험으로 전환해야만 했습니다.

12명의 건강한 사람을 대상으로 플라시보를 활용한 더블블라인드 테스트를 실시했습니다. 그들은 특허를 출원한 StemEnhance®라고 불리는 AFA 조성물 1g 또는 동일한 양의 플라시보를 참가자들에게 제공하고 시간의 경과에 따른 말초 혈액 내의 CD34+ 수를 관찰했습니다. StemEnhance®는 AFA의 세포질과 세포벽 구성 성분을 독특하게 배합하여 L-셀렉틴 리간드를 5배 강화시킨 성분입니다. 그들은 플라시보에 비해 CD34+ 줄기세포가 일시적으로 18% 증가한 것을 확인했습니다(StemEnhance® 섭취 1시간 후에 최고 수준에 도달). 합리적인 기준을 벗어난 참가자들을 제외했을 때, 결과는 플라시보를 사용한 참가자들에 비해 CD34+ 세포가 25% 증가되는 것으로 나타났습니다. 또한 StemEnhance® 효과의 반복성을 검증하기 위해 한 명의 참가자를 대상으로 16회의 독립된 실험을 실시했으며, 실험 결과 평균 증가치는 53%, 중간값은 36%, 최대최소값은 223%~-4%였습니다. 여기에서 알 수 있는 것은 StemEnhance®에 대한 CD34+의 반응이 일관성이 있다는 점이며, StemEnhance®와 플라시보를 비교했을 때 효과의 기복으로 인한 신뢰성 약화가 초래되지 않는다는 점이었습니다. 흥미로운 것은 백혈구와 림프구 수에서 통계학적으로 유

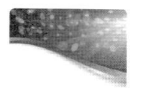

의미한 변화가 관찰되었다는 점입니다.

　이제 결론에 도달할 시간입니다. 젠슨 박사와 그녀의 연구팀은 AFA
가 수용성 활성 성분을 포함하고 있으며, 이 활성 성분이 L-셀렉틴 결합을 위
해 경합하여 골수에 있는 줄기세포의 CXCR4 발현을 감소시킨다는 사실을
확인했습니다. 연구팀은 초기 실험 결과를 확인하는 것이 얼마나 중
요한지 다시 한번 깨달았으며, '영양소에 의한 생물학적 효과는 많은
시간이 소요된다는 편견'으로 인해 그 효과를 보지 못해서는 안 된다
는 사실도 이해했습니다. 줄기세포 방출의 증가는 섭취 후 한 시간이
최고조에 달하는 시점이라는, '신속하면서도 일시적 효과'가 문서화되
었습니다. 이와는 대조적으로, 내생적 동원인자인 G-CSF(지금까지
몇 차례 언급되었던 과립구집락자극인자)는 수일이 되어서야 그 효과
가 최고조에 도달하는 느린 반응을 보였습니다. G-CSF는 일련의 단
백질 분해효소를 활성화시키고 그에 따라 SDF-1/CXCR4축에 개입
함으로써 SDF-1을 분해시키는 것으로 알려져 있습니다. 하지만 강력
한 효과에도 불구하고 심각한 부작용으로 인해 그 사용이 제한적입니
다. 임상학적으로 볼 때 G-CSF는 혈소판 응집 및 혈액 응고를 초래
하는 것으로 확인되었습니다. 또한 매우 드물기는 하지만 심장마비나
뇌졸중을 초래할 수 있으며, 파종성혈관내응고(DIC)와 같은 문제를
야기시킬 수도 있습니다. 보다 흔한 부작용은 통증(특히 뼈), 불면증,
열, 오한이나 취침 중 식은땀이 있습니다. 이것은 건강을 개선시키기
위해 줄기세포의 이동을 증가시킬 목적으로 광범위하게 사용하거나
장기간 사용할 수 있는 옵션은 아닌 셈입니다.

　이 놀라운 결과는 2007년 심혈관재생의학(Cardiovascular

Revascularization Medicine) 저널을 통해 발표되었습니다. 이 논 문은 5개의 연구소에서 연구에 참여했던 9명의 과학자 공동 저술 로, 다음과 같은 제목으로 소개되었습니다: '**L-셀렉틴에 의한 CXCR4 발현의 조절과 관련하여 AFA 추출물의 사용에 의한 CD34+ CD133+ and CD34+ CD133 생체 줄기세포의 이동** (Mobilization of human CD34+ CD133+ and CD34+ CD133+ stem cells in vivo by consumption of an extract from Aphanizomenon flos-aquae ? related to modulation of CXCR4 expression by an L-selectin ligand.)'

이 제목이 모든 것을 말해주고 있습니다. 뉴트리션과 줄기세포가 서로 결합하여 줄기세포 뉴트리션이라는 새로운 접점을 만든 것입니 다.

젠슨 박사와 크리스티안은 당시에 나타난 결과보다 더 큰 것을 향 해 나아갈 것이라는 사실도 알았습니다. 사용법과 관련된 두 번째 임 시 특허가 2005년 7월 19일에 출원되었으며, 2010년 1월 26일에 동 일한 발명가들에게 다음과 같은 제목으로 특허가 승인되었습니다.(특 허번호: US 7, 651, 690 B2)

'Purified Component of Blue-Green Algae and Method of Use.'

Abstract: Disclosed herein are extracts of blue-green algae, such as Alphanizomenon flos-aque (AFA) that are enriched for

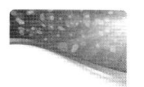

a selectin ligand, such as an L-selectin ligand. Selected ligands isolated from the blue-green algae cells are disclosed herein. Methods are described for isolating these selectin ligands. The purified selectin ligands are of use in inducing stem cell mobilization in a subject. Thus, methods for inducing stem cell isolation that include administering a therapeutically effective amount of the extract-enriched form of the selectin ligand, or an isolated selectin ligand are disclosed herein.

'남조류의 정제 성분과 사용방법'

'L-셀렉틴 리간드를 포함한 셀렉틴 리간드를 위해 강화한 AFA 등의 남조류 추출물이 소개되어 있다. 남조류에서 추출된 리간드가 소개되어 있다. 셀렉틴 리간드를 추출하기 위한 방법이 소개되어 있다. 정제된 셀렉틴 리간드는 줄기세포 활용을 유도하는데 유용하다. 따라서 치료적 측면에서 효과적인 양의 추출물이 강화된 셀렉틴 리간드나 분리된 셀렉틴 리간드를 투여하는 것을 포함하여 줄기세포 추출을 유도하는 방식이 여기에 소개되어 있다.'

이 특허도 데저트레이크테크놀로지에 양도되었으며, 상자성체 비드를 활용하여 AFA에서 L-셀렉틴 리간드를 분리하는 과정을 공개했습니다. 이들은 먼저 G 단백질과 L-셀렉틴의 세포외 기질을 구성하는 재조합 단백질로 코팅한 다음 인체 면역글로블린 IgG1에 결합시켰습니다.

이러한 방법으로 AFA로부터 유도된 새로운 조성물이 만들어졌습니다. 이 제품은 다시 활성을 띤 L−셀렉틴 리간드를 5배 강화시켰으며, 이것이 바로 첨단 뉴트리션인 줄기세포 뉴트리션으로 우리를 안내해주게 되었습니다. 바로 다음 장의 핵심 내용입니다.

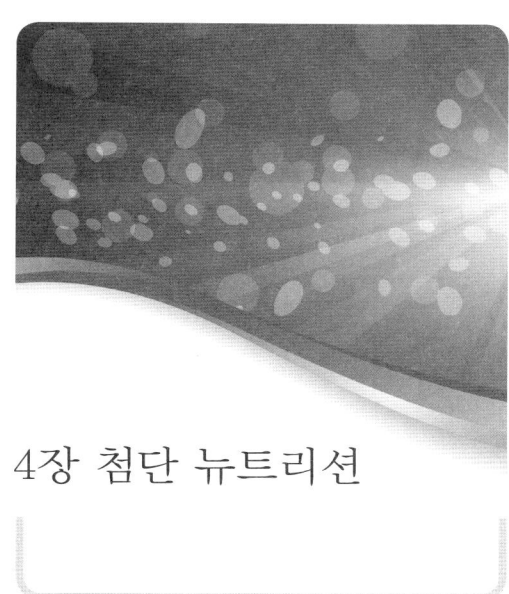

4장 첨단 뉴트리션

산화 스트레스는 침묵의 살인자입니다.

21세기가 되면서 대부분의 전문가들이 질병의 가장 큰 원인으로 산화 스트레스를 지목할 정도로 의학이 발전했습니다. 활성산소(ROS)로 인한 산화 작용이 다양한 퇴행성 질환의 보편적인 메커니즘으로 암, 심혈관계 질환과 염증을 포함한 다양한 증상에 연루되어 있습니다. 한편 일부 식품 성분은 치명적인 활성산소를 중화시켜주는 것으로 확인되었습니다. 이들은 광범위한 산화 스트레스로부터 인체를 방어하는데 매우 효과적입니다. 따라서 항산화 보조제(비타민 A, C, E, 글루타치온 전구체, 코큐텐, 라이코펜)의 중요성을 강조하는 것이 설득력있는 일이 되었습니다.

　　그리고 줄기세포의 시대가 도래했습니다. 줄기세포의 등장은 생리 및 병리학에서 줄기세포의 중요성을 인식하게 됐음을 뜻합니다. 또한 줄기세포의 기본 특성을 연구하도록 해주는 생명과학이 새로운 연구분야로 떠올랐습니다. 아울러 줄기세포를 주요 퇴행성 질환의 치료에 활용하고 인체의 조직과 장기를 새로 구축 및 복원하는 방법에 대한 폭발적인 기대감을 갖도록 만들었습니다. 물론 그러한 기대감을 충족시키기 위해서는 많은 난제를 극복해야 하며, 전 세계에서 이루어지고 있는 적극적인 연구가 그러한 방향으로 조금씩 진보하고 있는 중입니다. 그러나 우리가 관심을 가져야 하는 것 중에서 조금 다른 차원의 것도 있습니다. 그것은 바로 앞장에서 소개한 발견입니다. 크리스티안 드래포우와 지트 젠슨 박사의 많은 연구 보고서가 그들의 가설을 지원하고 있다는 것을 증명해 주었습니다. 인체의 정상적인 재생 및 치유 시스템은 생리학에서 주요 분야가 되어야 한다는 인식이 증가하고 있습니다. 성체줄기세포는 골수에서 자연스럽게 방출되어 혈류를 통해 순환하며 선택적으로 조직으로 이동하여 증식 및 분화를 거쳐 노화되거나 기능이 마비된 세포를 대체합니다. 더 나아가서 AFA와 같은 천연 물질을 활용하는 식이요법은 의미 있는 방법으로 재생 과정을 촉진시켜줌으로써 건강 및 웰니스에 대한 새로운 가능성을 제시해주고 있습니다. 이것이 바로 새롭게 강조되고 있는 분야로서, 우리는 이러한 첨단 뉴트리션 분야를 **줄기세포 뉴트리션**이라 정의합니다.

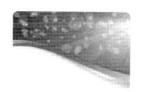

새로운 웰니스 전략

왜 줄기세포 뉴트리션이어야 첨단 뉴트리션으로 인정받을까요? 그것은 놀랄만하지만 충분히 정당성을 인정받을 수 있는 주장이기도 합니다. 이러한 주장이 사실인지 증명하기 위해 몇 가지 사항에 대해 논의해보기로 하겠습니다.

줄기세포 뉴트리션이 등장하기 전 뉴트리션과 관련된 건강 접근 방법은 세포를 건강하게 유지하는 영양소를 공급하는 것에 의존했습니다. 이러한 방법을 통해 건강한 세포를 유지하고, 이것이 다시 건강한 인체로 이어지는 것이었습니다. 이러한 전략은 인체에 기본적인 영양 성분을 제공하는 것을 바탕으로 하고 있습니다. 따라서 비타민, 미네랄, 충분한 단백질, 탄수화물 및 필수지방산에 초점이 맞추어져 있었습니다. 그 다음에는 세포 내부와 외부에서 발생하는 산화 스트레스에 대처할 수 있는 항산화제가 각광을 받게 되었습니다. 한편 섬유질, 효소 보조제, 허브와 기타 새로운 전달 시스템과 같은 보조 영양소도 나름대로 자신의 영역을 구축하였습니다.

그러나 이러한 필수 성분을 투입하는 경우에도 커다란 의문은 풀리지 않았습니다: 인체는 어떻게 스스로를 복원시킨 것일까? 조직 세포가 기능을 제대로 하지 못하거나 마모되거나 그로 인해 만성 퇴행성 질환이 발생하는 경우 어떤 일들이 벌어질까? 인체는 의약품, 외과 시술과 같은 의료적인 개입에만 의존해야 하는 것일까? 인체는 어떻게 매일 스스로를 치유하고 활력을 불어넣는 것일까?

물론 가장 먼저 면역 시스템이 머리에 떠오를 것입니다. 인체는 스스로를 보호할 수 있는 복잡하면서도 정교한 시스템을 가지고 있습니다. 해독 공장 역할을 하는 간은 유해한 대사물질과 외부 화학물질(약물 포함)을 해롭지 않은 물질로 전환하여 체외로 배출시킵니다. 신장은 여과 및 배설을 통해 가장 효과적인 방법으로 다양한 수용성 폐기물을 배출시킵니다. 그리고 세포 수준에서는 복잡한 시스템을 동원하여 방어 기능을 수행합니다. 세포는 박테리아, 바이러스나 원생동물과 같은 병원균을 포함하여 인체에 침입하는 적을 물리칩니다. 일부 세포는 감시 역할을 통해 침입자의 움직임을 탐지합니다. 어떤 것들은 침입자에 표식을 부착하여 파괴를 위한 사전 작업을 수행하며, 또 다른 것들은 침입자를 죽이거나 청소 작업을 수행하기도 합니다. 어떤 세포들은 반복되는 공격에 대비해 침입자를 물리친 기록을 보관하기도 합니다. 이러한 일련의 활동은 개개인의 몸 속에서 발생하고 있는 '생물학전'이라고 말할 수 있습니다.

하지만 위와 같은 설명은 아주 작은 부분에 불과합니다. 면역 시스템의 활동에는 너무나 많은 것들이 관련되어 있기 때문입니다. 면역 분야의 연구는 수백만 명의 목숨을 살린 백신, 수혈, 기능을 상실한 장기 이식과, 진단 의학이나 자가면역 질환 분야의 진보로 이어졌습니다.

그러나 최근까지만 해도 우리는 건강과 질병에서 단 한순간도 중단되지 않고 작동하는 자연 치유 및 복원 시스템을 간과해왔습니다. 줄기세포의 본질을 이해하는 데에는 시간이 많이 걸립니다. 하지만 연

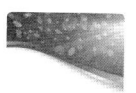

구자들이 줄기세포가 가지고 있는 놀라운 능력에 관심을 기울이면서 재생의학의 실현이 그리 멀지 않은 것처럼 보였습니다. 그러나 한편으로는 언론이 소개한 기대감과 생명과학이 가져다 줄 혁신에 대한 전망이 마치 과학이 아니라 공상과학 소설처럼 들렸습니다. 하지만 이러한 열광 상태에서도 정말 중요한 것은 레이더에 감지되지 않았습니다. 그러한 현실은 크리스티안 드래포우와 지트 젠슨이 다양한 연구들 속에서 쏟아지고 있는 내용들을 통합하여 가설을 세울 때까지 지속되었습니다.

골수 성체줄기세포는 인체 시스템 대부분의 기능 및 건강을 지원하는 것으로 확인되었습니다. 여기에는 중앙신경시스템[1], 심혈관계 시스템[2], 간 기능[3], 신장[4], 췌장[5], 폐[6], 피부[7]와 뼈[8]가 포함됩니다. 하지만 그것이 전부가 아니며, 모든 사람의 신체에서 매일 이루어지는 정상적인 재생 시스템과 관련되어 있습니다. 줄기세포 뉴트리션의 메시지를 기억하고 계십니까? **모든 사람들은 줄기세포를 가지고 있다; 모든 사람들은 줄기세포를 사용한다; 모든 사람들은 매일 줄기세포를 사용한다; 줄기세포는 효과를 발휘한다; 그리고 항상 효과를 발휘한다.**

이러한 지식은 인체가 어떻게 유지되고 복원되는지 이해하는데 매우 중요한 요소입니다. 우리가 맞추어야 할 초점은 외부에서 침입하는 적이라기보다는 인체의 방어와 유지 시스템입니다. 우리가 매일매일 살아가는 동안 줄기세포는 골수에서부터 생성되어 말초 혈액을 따라 순환하며 지원이 필요한 조직으로 이동합니다. 조직은 마모되며, 때로는 공격당하고 때로는 기능이 붕괴되기도 합니다. 세포는 노화되어 사멸합니다. 따라서 인체는 각 조직에서 끊임없는 유지 및 복원과 재생 및 치유가 필요합니다. 줄기세포는 계속해서 그러한 내부 노력을 지원하는 일을 수행하는 것입니다. 실제로 우리는 혈류를 순환하는 줄기세포의 수가 전반적으로 건강을 결정하는 요인이라고 이해하게 되었습니다. 그렇다면 줄기세포가 왜 그렇게 중요할까요? 더 많은 줄기세포가 혈류를 타고 순환하면 인체 전체를 통해 매일매일의 복구과정에 사용할 줄기세포가 더 많아지고 결국 더 나은 건강으로 이어지기 때문입니다.

그러나 웰니스에 대한 전략으로써 복원 과정의 발견은 완벽한 공식의 절반에 불과합니다. 나머지 절반도 이미 확인된 것 못지 않게 중요한데 그 단순함 또한 매우 놀랍습니다. 우리가 줄기세포 뉴트리션이라고 부르는 식이요법은 전혀 새로운 웰니스 전략을 제공합니다(그러한 점에서 이 책의 제목을 줄기세포 뉴트리션이라고 명명함). 간단히 말해, 우리는 천연 제품을 섭취함으로써 특정 세포를 인체 전체로 이동시킬 수 있습니다. 줄기세포 뉴트리션은 세포를 보호하는 것에서부터 대체 세포를 제공하는 것으로 연구 초점을 이동시켰습니다. 이러한 방법으로 퇴행을 복원으로 역전시킬 수 있습니다. 인체 조직을 유지하는 일은 세포를 유지하는 것 이상의 의미를 내포하고 있으며, 골수로부터 유도된 새로운 조직 세포를 통한 규칙적이고 지속적인 재생 및 복원을 필요로 합니다.

다른 말로 바꾸어 표현해보겠습니다. 멀티비타민과 같은 보조식품은 오래된 세포에 영양을 공급하기 위해 설계되었습니다. 매일 다양

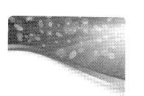

한 형태의 전투에 노출된 조직과 장기 세포는 상처를 입고, 기능이 점점 떨어지다가 정상적인 기능을 상실하고 마침내 사멸의 길을 가게 됩니다. 이러한 점에서 멀티비타민 보조제는 세포를 전투에 계속 참가하도록 하지만 실제로는 필요한 세포 대사 과정을 지연시키는 문제를 초래하기도 합니다.

이와는 대조적으로 줄기세포 뉴트리션은 줄기세포의 자연 방출 메커니즘을 지원하도록 설계되어 있습니다. 줄기세포 뉴트리션의 중심은 다양한 기능을 수행하는 AFA를 통하여 인체 내에서 새로운 세포의 생성을 촉진시킵니다. 이러한 과정은 매우 건강한 방법으로 인체 방어시스템의 최전선에서 활동하는 조직을 새롭게 복원시켜주므로 인체가 최적의 웰니스를 경험할 수 있게 되는 것입니다. 이것이 줄기세포 뉴트리션을 첨단 뉴트리션으로 만들어주는 핵심 요소입니다.

웰니스 옹호자들은 스스로 치유할 수 있는 인체의 내적 능력을 믿습니다. 즉 '인체에 도구를 주면 인체는 필요한 일을 수행한다'는 것입니다. 그러나 우리는 어떻게 그러한 일이 일어나는지 최근까지 알지 못했습니다. 하지만 줄기세포 뉴트리션이 그 비밀의 문을 열어주었고, 보다 나은 건강과 웰니스에 대한 길을 안내해 주고 있습니다. 보다 많은 줄기세포가 골수로부터 방출되어 재생 및 복원 임무를 수행하며, 만능줄기세포처럼 효율적으로 자신의 역할을 수행합니다. 그 결과, 건강 개선, 질병 감소, 기능 향상, 활력 증진을 포함해 최적화된 웰니스를 향유할 수 있게 해줍니다. 이것이 바로 줄기세포 뉴트리션을 바탕으로 한 첨단 웰니스 전략이라고 말할 수 있습니다.

이번 장의 나머지 부분에서는 이러한 새로운 전략과 관련해 제기될
수 있는 기본적인 3가지 질문에 대해 논의해보기로 하겠습니다:

① 독점 성분인 AFA 추출물 이외에 골수로부터 줄기세포 방출을
촉진시켜주는 또 다른 천연 물질에는 어떤 것들이 있을까?

② 이러한 천연 물질들이 골수로부터 줄기세포 방출을 지원하는 것
이외에도 줄기세포의 생리적 작용에 영향을 미칠 수 있을까?

③ 우리의 슈퍼스타인 AFA를 통해 경험할 수 있는 또 다른 건강 혜
택은 무엇인가?

줄기세포 방출을 촉진하는 다른 물질들

위에서 제기된 첫 번째 질문을 자세히 들여다봅시다. 남조류 식물
인 AFA에서 발견되는 황화글리칸은 천연 상태에서 존재하는 유일한
식이 줄기세포 촉진제일까요? 또한 L-셀렉틴을 차단하는 것이 골수
로부터 줄기세포의 방출을 촉진시킬 수 있는 유일한 메커니즘일까요?

지난 수년 동안, 몇몇 천연 물질이 골수로부터 줄기세포가 방출되
는 것을 촉진시키는 것으로 확인되었습니다. 실제로 2장에서 이미 논
의했던 L-셀렉틴 차단제 중의 하나가 바로 후코이단입니다.

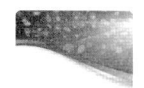

후코이단

후코이단은 모즈크(mozuku), 미역, 다시마, 톳과 블래더랙 (bladdewrack)과 같은 다양한 갈조류와 해조류에서 발견되는 항산화 다당류의 일종으로 해삼과 같은 동물에서 발견되기도 합니다. 지금까 지 문헌에서 발견된 가장 흔한 형태의 후코이단은 북반구에서 서식하 는 켈프에서 유도한 것입니다. 이 후코이단은 모든 주요 후코이단과 같이 이종분산성(heterodisperse)의 특징을 가지고 있으며 다량의 후 코오스(fucose)를 함유하고 있습니다. 한편 미역과 같은 아시아 해조 류는 다른 종류의 당 성분인 갈락토오스(glactose)를 함유하고 있습 니다.

후코이단을 함유하고 있는 해조류는 수세기 동안 아시아 문화권에 서 식품 및 약용으로 사용되어 왔습니다. 후코이단은 해조류의 생리 에서 중요한 역할을 담당하며, 그 역할은 전 세계에 분포되어 있는 다 양한 연구소에서 시험되었습니다(호주, 일본, 한국, 러시아, 중국, 유 럽, 미국 및 캐나다). 인체 생리 및 생물학적 활동에 대한 후코이단의 효과는 종이나 분자량(평균 20,000 Da), 구성, 구조 및 투여 방법(정 맥 또는 경구 사용)에 따라 다양합니다. 하지만 그 효과는 매우 흥미 로워서 다양한 제약 회사가 그 가능성을 시도했습니다. 물론 이들은 약품으로 활용할 수 있는 보다 작은 분자를 선호했습니다.

그러나 해조류 원료는 추출 및 분석 방법과 함께 상업적으로 이 용 가능하여 높은 품질의 후코이단 유도 물질을 생산할 수 있는 수준에 도달해 있습니다. 예를 들어, 호주의 생명과학 회사인 마리노바 (Marinova)는 해양성 식물을 재료로 혁신적인 의약품과 뉴트리션 제품을 개발하고 있습니다. 이들의 연구개발은 미역에서 추출한 후코이단에 초점이 맞추어져 있으며, 타즈매니아와 캠브리지에 현대식 설비를 갖추고 있습니다. 이들은 특허를 획득한 수분 기반의 공정을 활용하여 타즈매니아, 노바 스코티아, 파타고니아 및 태평양의 도서 지방에서 채취한 다양한 해초로부터 고순도의 유기 후코이단 추출물을 생산하고 있습니다.

후코이단의 생리학적 효과와 관련하여 발표된 연구에서는 후코이단이 항염 효과를 발휘한다는 사실을 보여주고 있습니다. 또한 셀렉틴[9]을 억제하고, 특정 효소[10]의 기능을 지원합니다[11]. 셀렉틴은 백혈구 세포 표면에 있는 수용체로서 백혈구가 이들을 끈끈하게 만들어 장기의 내피에 접착되어 조직 내부로 들어가도록 해줍니다. 셀렉틴을 억제하면 접착 현상이 줄어들고, 심장, 신장이나 간을 포함한 모든 장기에서 염증을 완화시켜줍니다. 이를 보완해주는 것이 면역을 조절하고 출혈을 억제하는 약 30개의 혈청 효소(단백질)로 구성된 캐스케이드 시스템입니다.

후코이단에는 또 다른 생리학적 효과가 있습니다. 아직까지 그 메커니즘이 분명하지는 않지만 관절염의 통증을 완화시켜준다는 점입니다[12]. 토끼를 대상으로 한 실험에서, 후코이단을 함침 필름 형태 (loaded film format)로 사용하여 수술 후의 접착 현상을 별다른 독성 없이[13] 최대 90%까지 억제하는 기술이 개발되었습니다. 이것이 셀

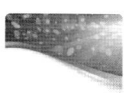

렉틴 차단제로 작용해 허혈성 염증이 완화되고 그에 따른 섬유증 반응이 억제되었습니다. 간 독성이나 간병변 후에는 섬유증이 발생하고 간 기능이 손상됩니다. 후코이단은 이러한 형태의 섬유증을 매우 효과적으로 억제해주는 것으로 확인되었습니다[14]. 또한 바이러스를 죽이는 것이 아니라(수용체를 차단함으로써) 바이러스가 세포에 침투하는 것을 줄여 복제를 방해함으로써 항바이러스 효과[15]를 발휘합니다. 후코이단이 가지고 있는 이러한 생리학적 효과에도 불구하고 가장 관심을 끄는 것은 바로 줄기세포 방출 효과입니다.

후코이단은 정맥이나 경구로 투여돼 혈류를 순환하는 골수 줄기세포의 방출을 증가시킬 수 있는 것으로 알려져 있습니다[16]. 해조류(후코오스를 풍부하게 함유)에서 추출한 후코이단은 개코원숭이와 쥐를 대상으로 한 실험에서 이러한 효과를 발휘하는 것으로 확인되었습니다. 이러한 메커니즘은 후코이단이 셀렉틴 결합을 억제하고 SDF-1/CXCL12와 결합하는 능력을 포함합니다[17].

이 분야에서 이루어진 보다 구체적인 임상 실험을 소개하겠습니다. 호주 타즈매니아대학교의 연구팀은 미역에서 추출한 후코이단 농축물을 자발적 참가자에게 경구 투여했습니다[16]. 그 결과, 후코이단의 섭취가 수일 내에 말초 혈관에서 CD 34+는 물론 SDF-1의 증가로 이어진다는 사실을 확인했습니다. 동시에 CXCR4 수용체를 발현시키는 조혈모 세포도 증가되었습니다. 이것은 후코이단이 줄기세포를 방출하는 시험관 실험과 동물 연구 사이에서 일관된 내용으로 보여지고 있습니다.

또한 모든 갈조류에서 유도된 후코이단이 시험관 실험은 물론 생체 실험에서도 독성을 보이지 않았다는 것은 무척 고무적인 일입니다. 최근 독성 보고서는 동물 실험을 통해 미역과 다시마에서 추출한 후코이단을 다량 섭취해도 안전하다는 사실을 확인했습니다[19].

매주 1g씩 최대 3개월 동안 경구 사용하거나, 12일 동안 3g씩(집중 사용) 경구 사용한 인체 임상 실험에서도 독성은 발견되지 않았습니다[16]. 그러나 후코이단 사용량을 높이는 경우 혈액 응고에 영향을 미칠 수 있습니다[20]. 따라서 혈액 항상성 문제가 있는 경우에는 사용을 제한하는 것이 바람직합니다. 후코이단과 관련된 이러한 모든 연구는 미역 농축 성분과 같은 양질의 후코이단을 경구 사용함으로써 줄기세포 뉴트리션에 유용하게 사용할 수 있다는 점을 보여주고 있습니다. 또한 AFA 추출물과 비교했을 때 후코이단의 줄기세포 방출 효과는 느린 반면 더욱 오랫동안 지속되었습니다. 따라서 두 가지 줄기세포 촉진제를 결합함으로써 신속한 것은 물론 지속적인 반응까지 꾀할 수 있는 것입니다. 그리고 이것은 사실로 판명되었습니다.

적하수오(Polygonum Multiflorum)

효과적인 줄기세포 촉진 성분으로 알려진 또 다른 천연 제품은 동양의학에서 한약재로 사용되고 있는 식물로, 흔히 포티(foti)라고도 부르는 적하수오입니다. 이 식물은 중국이 원산지로써 일본이나 대만에서도 서식하며, 그 뿌리는 의학적으로 활성을 띠고 있으며 다양한 증상과 상태에 강장제로 사용되어 왔습니다.

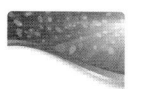

　다양한 천연 제품을 테스트해본 결과, 오직 적하수오만이 줄기세포 방출을 촉진하는데 효과가 있는 것으로 입증되었습니다. 이 식물의 추출물은 건강 및 활력 증진을 위해 오랫동안 사용되어 왔으며 골수 줄기세포 방출을 지원하는 것으로 보고되어 있습니다. 하지만 그 효과는 AFA나 후코이단에 비해 상대적으로 적습니다.

　일부 과학 연구들이 적하수오가 심혈관계를 개선시키고 면역 기능을 증진시키며, 내분비선의 퇴행을 지연시킴과 동시에 항산화 활동을 증가시키며 산화지질 반응을 억제한다는 사실을 시사하고 있습니다 22. 한의학에서는 적하수오를 항노화 효과와 관련하여 사용하기도 합니다.

　그러나 안타깝게도 적하수오를 대량 사용하는 경우 심각한 부작용이 초래될 수 있습니다22. 적하수오는 소화장애를 초래하거나, 피부 발진(민감 반응), 심지어 환청을 유발하기도 합니다. 그리고 극단적인 경우에는 간염을 초래할 수 있습니다. 따라서 적하수오는 간 질환이 있는 환자에게는 사용을 금하는 것이 바람직합니다. 또한 임산부나 수유모도 사용을 피하는 것이 현명합니다.

　지금까지 말한 내용을 요약하면, 많은 사람들이 수세기에 걸쳐 적하수오를 사용해왔으며 적정량만 사용한다면 심각한 부작용은 없다는 것입니다. 따라서 줄기세포 방출을 위한 시너지 효과를 위해 소량 사용하는 경우 부작용에 대한 우려나 걱정의 대상은 아닙니다.

시너지 효과

널리 사용되고 있는 '시너지 효과'라는 단어는 '전체가 부분의 합보다 크다'는 것을 뜻합니다. 다시 말하면 다양한 성분을 결합시킴으로써 개별적인 성분으로부터 기대하는 것보다 많은 혜택을 경험하거나 유도할 수 있음을 뜻합니다.

줄기세포 뉴트리션이 바로 그러한 예입니다. 골수로부터 줄기세포의 방출을 촉진하는 일은 다양한 줄기세포 촉진 성분의 효과를 결합시킴으로써 초기 반응을 신속하게 유도하고 그 효과가 장시간 동안 지속되도록 하는 방식으로 극대화될 수 있습니다. AFA 추출 성분만으로도 순환 줄기세포를 20~30% 증가시킬 수 있습니다. 그리고 60분이 지나 효과가 최대치에 도달한 후 천천히 베이스라인으로 복귀합니다. 후코이단의 경우 순환하는 줄기세포의 수가 보다 천천히 증가하는 반면 더욱 장시간 동안 유지됩니다. 동일한 양의 촉진제를 통해 방출되는 줄기세포의 수는 AFA보다 후코이단이 50%나 더 많습니다. 적하수오의 경우, 그 효과가 AFA와 비견할만하지만 60분 경과시 최대점에 도달하며 전반적인 효과는 다소 떨어집니다. 그러나 이 세 가지 성분을 배합 또는 결합하는 경우 훨씬 강력한 반응이 일어나고 효과 또한 보다 오랫동안 지속됩니다. 그림 3은 수시간 후까지도 말초 혈액에서 줄기세포의 수준이 증가하는 시너지 효과를 보여주고 있습니다. 그것이 바로 줄기세포 뉴트리션이 발휘하는 시너지 효과입니다.

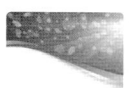

여기에서 순환하는 성체줄기세포의 수를 증가시킴으로써 건강과 웰니스에 효과를 발휘하도록 할 수 있다는 점을 다시 한번 강조하고자합니다. 성체줄기세포의 수는 개인의 전반적인 건강 상태를 나타내는 지표입니다7. 따라서 혈액 내에 줄기세포가 많을수록 퇴행성 질환이 발생할 위험이 상대적으로 낮을 것이라는 추론이 가능합니다. 그것이 줄기세포 뉴트리션이 지향하는 웰니스 접근 방법입니다. 더욱 중요한 것은 줄기세포 뉴트리션을 통해 최적의 건강을 촉진할 수 있는 성체 줄기세포를 증가시키는 일이 용이하다는 점입니다. 이것이야말로 현대인에게 필요한 첨단 뉴트리션이라고 말할 수 있을 것입니다.

〈그림 3. 줄기세포 방출과 관련한 시너지 효과〉

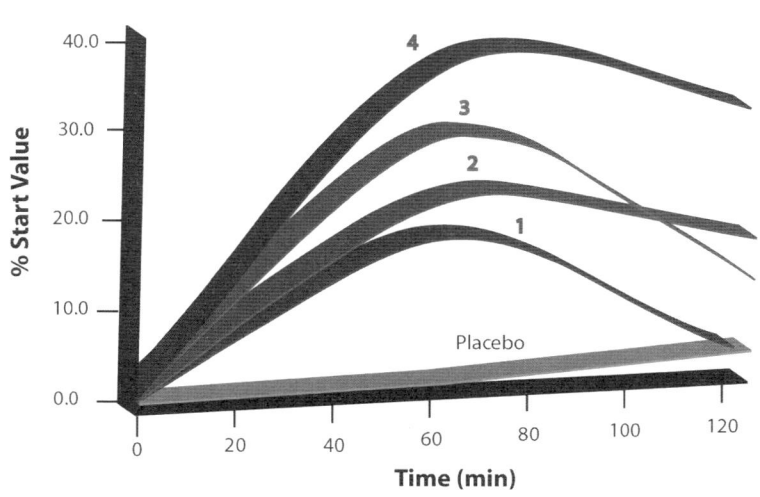

위의 그래프에서는 AFA(1), 적하수오(2), 미역(3)과 3가지 성분을 결합시킨 물질(4)이 발휘하는 골수의 줄기세포 방출 효과가 표시되어 있습니다.

방출, 순환, 이동

이제 앞서 제기되었던 두 번째 질문으로 넘어가겠습니다. 우리가 지금까지 고려해왔던 천연 식품이 골수로부터 줄기세포의 방출을 촉진하는 것 이외의 방식으로 줄기세포 생리에 영향을 미칠 수 있는 또 다른 방법이 존재하는 것일까요?

우리는 2장에서 줄기세포의 일반적인 역할에 대해 논의하였습니다. 또한 줄기세포가 수행하는 정상적인 재생 및 복원의 과정에 대해서도 논의한 바 있습니다. 그러나 영양학적인 관점에서는 아직도 논의해야 할 몇 가지 분야가 존재합니다.

우리는 방출 단계에 초점을 맞추어 천연 줄기세포 촉진 성분의 효과에 대해 이미 밀도 있게 논의했습니다. 그것이 독자들로 하여금 임상학적으로 연구된 AFA, 미역(후코이단), 적하수오(포티) 농축 성분의 혜택에 대해 관심을 갖도록 해줄 것입니다. 이 성분들은 골수에서 방출된 순환 줄기세포의 수가 신속하게 증가하는 것은 물론 상당 기간 동안 지속되도록 하는 시너지 효과를 발휘합니다. 줄기세포 뉴트리션은 바로 여기에서부터 출발하는 것입니다. **위와 같은 혼합물을 결합시킨 보조제를 섭취하는 것이 줄기세포의 생리를 극대화시키기 위해 규칙적으로 실천해야 하는 가장 중요한 일입니다.**

줄기세포가 골수로부터 방출된 후에는 혈류를 타고 순환하는 동안 '도움이 필요한 조직'에 도달해야 합니다. 혈류는 인체의 고속도로라

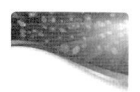

고 말할 수 있습니다. 혈류는 모든 중요 영양소, 산소, 호르몬, 면역 세포, 세포 응고를 위한 혈소판, 약품, 노폐물(해독을 위해 간으로 이동하거나 배설을 위해 신장으로 이동하는 과정)의 이동 통로가 됩니다. 여기에 우리가 알아야 할 한 가지를 더 추가한다면 그것은 바로 만능 생명 보호 장치인 줄기세포입니다. 줄기세포가 수행하는 지원 임무는 마모되거나 기능이 저하된 세포가 조직을 위험에 빠뜨리지 않도록 재생 및 복원시키는 활동을 포함합니다.

혈액은 고속도로와 같은 넓은 혈관을 따라 이동하다 마침내 세포가 일렬종대로 지나가야 할 정도로 가늘어진 혈관을 통과하게 됩니다. 이러한 순환 시스템은 다양한 이유로 인해 손상될 수 있습니다. 줄기세포 뉴트리션은 전반적인 심혈관계 시스템에서 효과적인 혈액의 흐름을 유지해 주어야 합니다. 이러한 일은 건강한 심장과 청결하고 유연한 혈관을 필요로 합니다. 그러한 점에서 지방, LDL 콜레스테롤, 염분 등이 낮고 섬유질이 많은 음식이 줄기세포 뉴트리션에 도움이 됩니다. 여기에 금연, 당뇨 및 혈압 관리, 적절한 운동 및 스트레스 관리 등 심장 건강을 지원하는 라이프스타일이 동반되어야 합니다.

심혈관계 시스템의 손상은 상당 부분이 '항산화 혁명'을 불러온 '산화 스트레스'의 결과로 발생한다고 알려져 있습니다. 산화 스트레스로 인해 세포가 조기에 노화되거나 기능이 붕괴되면 심혈관계에 장애가 초래됩니다. '산화 스트레스, 염증과 당뇨합병증'이라는 제목의 당뇨병 교과서에서 저자들은 다음과 같은 결론으로 책을 마무리하고 있습니다: "동물 및 인체 실험을 통해 산화 스트레스와 염증이 당뇨성 미세혈관 및 대혈관 합병증에 영향을 미친다는 사실이 입증되었다"23.
정상적인 사람의 경우에도 산화 스트레스의 영향이 줄기세포가 필요
한 조직으로 이동하는 것을 막을 수 있습니다. 따라서 항산화 성분의
섭취를 통해 이러한 문제를 예방하는 것이 바람직합니다.

영양학적으로 볼 때 음식에 함유되어 있는 항산화 성분은 산화 스
트레스의 영향을 억제하고 염증을 완화시켜주며, 그 결과 특히 미세
혈관계(모세혈관 등)에서의 혈행을 지원합니다24. 강력한 항산화 효과
를 발휘하는 슈퍼푸드인 **인디언 구스베리(암라)**가 혈행을 지원하는 것으
로 확인되었습니다. 아시아와 유럽지역에서 서식하는 장과류 식물인
블랙커런트도 비타민 C를 포함한 강력한 항산화 성분을 함유하고 있으
며, 줄기세포의 기능을 지원하기도 합니다. 동남아 지역이 원산지인
망고스틴도 항산화 효과로 널리 알려진 과일이며, 아마존의 열대 우림
지역에서 서식하는 **캣츠크로**도 항산화 효과를 발휘하는 허브입니다.
포도씨와, 최대 80%의 폴리페놀(항산화 성분)을 함유하고 있는 **포머스**
(pomace)도 그렇습니다. 또한 헤스페리딘과 같은 바이오플라보노이
드가 풍부한 **감귤류**도 포함시킬 수 있습니다. 물론 그 이외에도 다양
한 항산화 공급원을 들 수 있습니다.

미세순환계에서의 줄기세포 활동과 관련해서는 혈액이 매우 미세한
응고체를 형성하는 경향에 대해서도 언급이 필요합니다. 이것은 과다
한 섬유소(응고 인자)가 미세한 혈관에 누적되어 생기는 결과입니다.
일부 섬유소 용해 효소는 과다한 섬유소를 먹어 치워 순환계의 경로
를 청소해주는 것으로 확인되었습니다25,26. 따라서 줄기세포를 치료

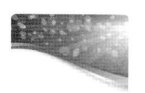

나 재생이 필요한 곳으로 이동시키는 혈액의 흐름 개선을 위한 제품 설계 시 **섬유소 용해 효소**를 포함시키는 일도 고려해야 합니다. 하지만 출혈 문제가 있거나 혈액응고 방지제를 복용하고 있는 환자들은 이러한 형태의 솔루션을 선택하기 전에 반드시 전문가와의 상담을 거쳐야 합니다.

원활한 혈행이 이루어질 수 있도록 하는 또 다른 전략은 **해독**입니다. 해독은 독성학 분야를 제외하고는 서구의 대증요법(對症療法)에서는 그리 널리 사용되지 않습니다. 대증요법의 개념은 혈류에 누적된 원치 않는 독성물질(외생적 및 내생적)을 제거하는 것을 뜻합니다. 독성물질은 간과 신장을 통해 흡착, 여과 및 제거하거나 모공을 통해 땀과 함께 배출할 수 있습니다. 어찌됐든 대체/보완의학에서는 특정 물질의 천연 해독 작용을 통해 혈행이 개선될 수 있다고 믿습니다. 그 한 예가 강황에서 추출한 **커큐민**입니다. 커큐민은 아시아 지역에서 혈액을 맑게 하고 인체를 해독시키기 위해 수세기 동안 사용돼왔습니다. 또한 항산화 및 해독 효과로 알려진 **규산염**도 유사한 효과로 인해 오랫동안 사용되어 오고 있습니다.

다시 말하지만 **최적의 혈행이 그 핵심입니다. 항산화 성분, 항염 성분, 섬유소 분해 효소와 해독 성분을 포함하여 다양한 성분이 결합된 효과는 개별 성분의 효과를 합친 것보다 더욱 클 수 있습니다.** 그러나 아직 남은 중요한 목표는 인체의 모든 조직에 있는 모세혈관에까지 혈액의 흐름을 최적화시켜 주는 것입니다. 이것은 줄기세포를 원하는 곳까지 운반하여 도움이 필요한 조직에서 치유 및 회복의 역할을 수행하도록 하는 데에 중요합니다.

그렇다면 지금까지 언급한 모든 것들을 결합시키면 어떤 효과가 발휘될 수 있을까요? 줄기세포 뉴트리션은 미세 순환을 지원할 수 있을까요? 만일 그렇다면 그 사실을 입증할 수 있는 증거가 있습니까?

미세한 모세혈관을 통한 혈행을 효과적으로 측정할 수 있는 방법은 오직 한가지뿐입니다. 그것은 바로 피부를 통한 산소의 방출을 측정하는 것입니다. 피부가 더 많은 산소를 방출한다는 것은 피부 밑에 있는 모세혈관에 더 많은 산소가 있다는 것을 말하며, 이것을 바꾸어 말하면 혈행이 효과적으로 이루어지고 있음을 뜻합니다. 위에서 언급한 모든 성분을 독점적으로 결합시킨 물질은 섭취 후 30분 이내에 모세혈관 순환을 개선시키는 것으로 확인되었습니다. 또한 혈액 내의 섬유소 및 스트레스 수준도 감소되었습니다27. 이러한 연구 결과가 줄기세포 뉴트리션이 발휘하는 마지막 '이동' 단계로 안내해줍니다. 줄기세포는 지원이 필요한 조직에 도달하면 미세순환계를 떠나 해당 조직으로 이동하여 정확히 도움이 필요한 곳으로 가야 합니다.

줄기세포가 미세혈관계로부터 주변의 조직으로 이동하는 과정에서 줄기세포 뉴트리션이 어떻게 영향을 미치는지는 정확히 알 수 없습니다. 따라서 연구자들은 보다 일반적인 접근 방법에 의존하여 여러 가지 유효 물질을 대상으로 성체줄기세포의 이동을 지원하는 증거를 찾기 위한 연구를 시작했습니다. 그 중에서 효과가 가장 높은 4가지 성분을 파악했습니다:

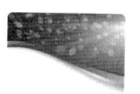

고지베리 추출물; 밝은 오렌지 색을 띠는 슈퍼푸드인 고지베리에서 추출한 것으로 쥐 실험을 통해 강력한 항산화 효과를 발휘하는 것으로 확인된 다당류 성분을 포함하고 있습니다.

영지버섯; 영지버섯은 단단한 목재에서 성장하는 버섯으로 동양의 전통의학에서 치료제로써 사용되어 왔으며 셀룰로스, 리그닌과 자일란을 제거하는 효소 등의 다양한 생활성 성분을 포함하고 있습니다. 영지버섯의 항암, 면역조절, 항산화 효과는 물론 다양한 치료 효과에 대한 조사가 이루어지고 있습니다.

클로다리아 클라도시판(Cherdaria cladosiphan); 바다에서 서식하는 갈조류 염수 식물로써 중요한 줄기세포 촉진제인 후코이단을 함유하고 있습니다. 후코이단은 골수로부터 줄기세포의 방출 및 조직 내부로의 이동을 지원합니다.

이러한 모든 천연 성분은 혈액으로부터 성체줄기세포를 조직으로 이동시키는 것을 지원하는 것으로 임상학적으로 확인되었습니다. 그렇다면 우리는 어떻게 그것에 대해 확신할 수 있을까요?

2장에서 논의한 것처럼 정상적인 줄기세포 활동에서는 줄기세포 상의 L-셀렉틴이 보다 많은 CXCR4 수용체의 발현을 초래합니다. 이 수용체는 골수나 손상된 조직에서 분비되는 SDF-1과 결합합니다. 골수에서는 L-셀렉틴의 **차단**이 줄기세포의 방출을 지원합니다. 반면에 조직에서는 L-셀렉틴의 **활성화**가 줄기세포를 손상된 조직으로 유도,

접촉하도록 해줍니다. 바꾸어 말하면 줄기세포를 조직으로 이동하는 것을 촉진한다는 것을 뜻합니다.

위에서 언급한 4가지 천연 성분들은 L-셀렉틴을 활성화시키고 CXCR4 발현을 증가시켜 줄기세포에 효과를 발휘합니다[27]. 따라서 실질적인 이동 단계를 검증할 방법은 없지만 이들 천연 성분에 의해 긍정적인 효과가 촉진됨을 알 수 있습니다. 그것이 현재 우리가 확실히 말할 수 있는 범위입니다. 하지만 이들 성분이 줄기세포의 3번째 단계(이동)에 기여하므로 줄기세포 뉴트리션의 전반적인 전략에서 자신들의 역할을 충분히 수행한다고 말할 수 있을 것입니다.

그러나 특정 줄기세포 뉴트리션은 재생 및 복원을 뛰어 넘어 더 많은 긍정적인 건강 혜택을 포함하고 있습니다.

AFA의 다른 효능들

이제 앞서 제기된 마지막 세 번째 질문에 도달했습니다. 우리의 슈퍼스타인 AFA로부터 어떤 건강 혜택을 이끌어낼 수 있을까요? 그 답변은 한마디로 놀랍습니다. 앞 장에서 언급한 것처럼, 우연한 기회에 하워드 뉴먼을 만난 크리스티안은 다양한 건강 혜택과 관련된 체험사례를 가진 AFA를 다시 브랜드화하여 시장을 확대하자고 제안했습니다. 그리고 젠슨 박사와 팀을 이루어 AFA에 대한 건강 증진 효과에 대해 실험을 하면서 AFA 사용자들이 AFA의 건강 개선 효과에 대해 감탄하는 이유가 무엇인지 그 이유를 하나씩 발견하기 시작했습니다.

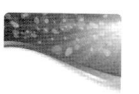

식품은 개별 성분이 아니라 다양한 성분이 결합된 형식으로 제공됩니다. 이러한 결합물에는 다양한 영양소가 있어 인체의 다양한 생리 활동을 지원합니다. 그리고 흡수 및 동화 작용을 거쳐 그들이 가지고 있는 혜택을 전달합니다. 모든 식품은 인간의 감독이나 지시 없이도 이러한 일을 수행합니다. AFA도 예외는 아닙니다. AFA는 골수로부터 줄기세포 방출을 촉진하는 것 이외에도 다른 혜택을 제공합니다. 특히 앞서 언급한 3가지가 관심을 끕니다. 그래서 우리가 AFA를 선택한 것입니다. AFA는 기분 전환, 면역 조절, 항산화/항염 효과와 관련되어 있습니다.

기분 개선

적어도 지난 20여 년 동안 AFA 사용자들은 AFA가 가지고 있는 기분 전환, 정신 개선 및 집중력 향상과 전반적인 웰빙 효과를 이야기하고 있습니다. AFA의 성분을 고려할 때, 이러한 종류의 생물학적 효과를 발휘할 수 있는 것으로 알려진 물질은 오직 하나밖에 없습니다. 그것은 바로 페닐에틸아민(PEA)으로 알려진 모노아민 알칼로이드입니다.

AFA를 섭취함으로써 경험할 수 있는 심리적 효과는 PEA가 노르아드레날린[28]과 도파민[29]을 방출시키는 능력으로 알려져 있다는 사실과 일치하는 것입니다. 도파민은 중앙신경시스템의 신경전달물질 호르몬으로서 웰빙에 있어서 분명한 역할을 수행합니다. 또한 노르아드레날린은 심장 박동, 혈압 및 전반적인 혈행을 증가시키는 자극 호르몬입니다. 따라서 그러한 호르몬이 증가되면 경기력 향상은 물론 기분이 개선되기도 합니다(혈액을 통해 영양소를 조직에 전달).

PEA를 경구 섭취하는 경우, 흡수되면 첫 번째 관문인 간에서 신속한 대사가 이루어져 반감기가 약 5~10분 정도밖에 되지 않는 생화학적 과정이 이루어집니다[30]. 모노아민산화효소(MAO)로 알려진 효소가 PEA를 페닐아세트산으로 변환하고, 페닐아세트산은 농축 성분이 뇌에 도달하는 것을 방지합니다.

PEA는 뇌에서도 자연적으로 발생합니다. 운동을 하면 엔도르핀이 생성되듯이 인체는 자연적으로 PEA를 생산합니다[31]. PEA는 아미노산인 페닐알라닌의 탈카르복실화반응에 의해 합성되며, 이 아미노산은 육류, 생선, 계란, 우유, 견과류 등의 식품에 함유되어 있습니다. 우리는 또한 PEA가 중앙신경시스템에서 신경조절물질이나 신경전달물질로 작용한다는 것을 알고 있습니다[32]. 우울증 환자[33], 주의력결핍/과잉행동장애(ADHD)의 경우[34], PEA 수준이 비정상적일 만큼 낮습니다. 연구 조사 결과 PEA는 다른 표준 치료 방법에 반응하지 않는 우울증 환자의 증상을 완화시키는 것으로 확인되었습니다. 이러한 작용 메커니즘은 도파민 방출의 증가와 관련있을 수 있으며, 여기에서 흥미를 끄는 것은 PEA가 내성이나 금단 증세 없이 기분을 개선시킨다는 점입니다. PEA는 체중감량 보조제로 소개되기도 했습니다. 그 이유는 PEA가 기분 전환과 함께 식욕도 감소시킬 수 있기 때문입니다. 어떤 사람들은 PEA가 지방 분해를 도와준다고 주장합니다. 하지만 이러한 종류의 효과는 AFA에 천연 상태로 존재하는 소량의 PEA

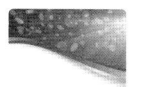

를 사용하는 것과는 무관합니다.

PEA는 극단적인 상황에서 부작용을 초래할 수도 있습니다. 하지만 이러한 부작용은 줄기세포 뉴트리션과는 전혀 관계가 없습니다. 다시 말하면 AFA에 천연 상태로 존재하는 PEA는 다른 지원 성분과 함께 결합물의 일부를 구성하여 시너지 효과를 발휘하게 됩니다.

면역 촉진

맥길대학교에서 젠슨 박사 팀이 처음으로 AFA에 관심을 돌렸을 때 수행했던 초기 연구 중의 하나는 비교적 소량(1.5g)의 미세조류를 면역 시스템에 사용함으로써 얻을 수 있는 단기 효과였습니다. AFA 를 섭취함으로써 얻을 수 있는 면역 효과에 대한 수많은 체험 사례와, AFA의 사촌격인 스피루리나의 사용과 관련하여 보고된 면역조절, 항 바이러스 및 항박테리아 효과를 고려해볼 때 면역 촉진 효과는 매우 촉망 받는 연구 분야입니다.

젠슨 박사 팀은 5명의 AFA 장기 섭취자를 포함하여 21명을 대상으로 플라시보를 사용한 무작위 더블블라인드 교차 테스트를 실시했습니다[37]. 그들은 소량의 AFA를 사용한 결과 면역 세포의 이동이 신속하게 이루어진다는 사실을 확인했습니다. AFA 섭취 2시간 후에 림프구와 단핵세포가 증가되는 것을 관찰했지만 다핵세포는 관찰하지 못했습니다. 이에 추가하여 NK세포의 비율과 절대수가 감소되었습니다. 또한 다핵세포를 위한 대식세포(다른 세포를 포획하여 파괴)의 활동이 유의미한 정도로 감소했습니다. 그러나 이러한 모든 관찰 내용을 설명할 수 있는 보다 가능성 있는 사실은 AFA에 있는 면역 또는 신경 활성 물질이 복부 미주 신경을 통해 내장과 뇌의 커뮤니케이션을 촉진한다는 것입니다. 이것이 신속한 케모카인(chemokine) 방출을 포함하여 뇌와 림프구 신호를 촉발합니다. 또한 림프구의 재순환은 장기간 동안 AFA를 사용한 사람들에게서 보다 강하게 나타난다는 관찰 내용과 일치하고 있습니다. 이는 AFA에 이미 노출된 피실험자의 경우 AFA에 의한 촉진을 우선적으로 인식하는 CNS 조건화 반응이 이루어짐을 암시합니다.

한편, 면역 시스템의 특정 구성 요소에 대한 직접적인 활성화나 전반적인 면역 시스템의 활성화와 관련된 증거는 없었습니다. 이러한 현상은 다른 상황에서는 유해할 수 있습니다. 그러나 특정 면역 세포의 이동이 증가한다는 것은 미생물의 침입은 물론 바이러스에 감염되었거나 바이러스에 의해 변형된 세포를 보다 효과적으로 감시, 경계할 수 있음을 뜻합니다. 수년 후에 이루어진 후속 연구에서 젠슨 박사 팀은 AFA 추출물 성분에서 시험관에 있는 NK세포를 직접 활성화시켜 케모카인을 조절하는 물질을 찾아냈습니다[38]. NK세포는 면역 감시에서 중요한 역할을 수행합니다. 이들은 우리가 이미 언급한 것처럼 바이러스 감염과 암에 대해 일차적인 방어 기능을 제공합니다. 왜냐하면 그들은 사전 인식 없이도 바이러스에 감염된 세포나 종양 세포를 파괴하는 능력을 가지고 있기 때문입니다. 이들은 또한 대식세포에 의한 식균 작용을 필요로 하는 항박테리아 활동에도 기여합니다. 더 나아가 장(腸)의 건강한 미생물 환경을 유지시켜줍니다.

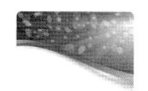

이 모든 것을 비추어볼 때, NK세포의 활동을 촉진시키는 AFA의 효과는 NK세포를 통한 식이 면역 조절 가능성을 제시해줍니다. 우리는 무작위 더블블라인드 테스트에서 이미 AFA의 섭취가 말초 혈액에서 NK세포를 일시적으로 감소시킨다는 사실을 언급했습니다. 시험관 실험에서는 NK세포의 CD69 발현을 유도한다는 사실을 보여주었지만, 더욱 중요한 것은 CXCR4 수용체를 하향 조절한다는 점입니다. 여러분들은 아마 CXCR4 수용체가 NK세포를 골수로 불러오는데 중요한 역할을 하는 SDF-1을 인식한다는 사실을 기억하고 있을 것입니다. 그러나 NK세포는 다른 화학 신호에 보다 민감하여 골수가 아닌 다른 조직으로 이동하는 현상이 증가합니다. 이러한 현상은 장기의 림프 조직에서 가장 먼저 나타난 후, 다른 다양한 면역 활동을 촉발시킵니다.

이 경우 다당류보다 분자량이 적은 가용성 펩타이드가 활성 성분으로 작용하는 것처럼 보입니다. 반면에 크기가 큰 수용성 다당류(AFA의 사촌격인 스피루리나와 클로렐라로부터 유도된 것과 유사한 물질)는 주로 대식세포를 활성화시키는 것으로 보고되어 있습니다. 마지막으로 이러한 다당류 제품은 단핵 백혈구에 대한 시험관 실험을 통해 암의 면역테라피에 사용되는 다당류 조성물보다 100~1000배의 활성을 띠는 것으로 확인되었습니다[39].

항산화, 항염

AFA의 섭취를 통해 경험할 수 있는 세 번째 혜택은 AFA가 가지고 있는 색소와 관련되어 있습니다. 피코시아닌이라고 불리는 이 색소는 AFA와 AFA의 사촌인 스피루리나를 포함한 남조류 식물(시아노박테리아)에게 특별한 색상을 갖도록 해줍니다. AFA와 스피루리나는 피코시아닌과 관련된 항산화 및 항염 효과만으로도 오랫동안 인정받아 왔습니다. 피코시아닌은 그리스어로 조류를 뜻하는 '피코'와 물색을 나타내는 영어 단어 '시아닌'을 결합시킨 단어입니다. 시아닌은 분자량이 각각 17,000Da과 19,500Da인 알파 단백질과 베타 단백질로 구성된 색소 단백질입니다. 이러한 하위 성분들은 공유결합으로 이루어진 테트라피롤 발색단을 포함하고 있습니다. 피코시아닌은 클로로필의 보조 색소로서 식물로 하여금 광합성을 통해 이산화탄소를 탄수화물과 산소로 전환시키는 역할을 수행합니다.

피코시아닌은 미세조류에서 비교적 쉽게 추출할 수 있으며, 그 효과에 대해서는 시험관 실험을 통한 연구가 광범위하게 이루어져 왔습니다. 이러한 연구는 피코시아닌이 활성산소를 효과적으로 제거해주고, 질병을 초래하는 특정 활성산소에도 반응한다는 사실을 보여줬습니다.

항산화 작용은 항염 효과와도 관련되어 있습니다. 피코시아닌도 마찬가지입니다. 피코시아닌과 같은 물질의 효능을 테스트하기 위한 전형적인 모델은 글루코오스산화효소를 쥐의 다리에 주입하는 것입니다. 이 효소는 내인성 글루코오스에 반응하여 과산화수소를 생성하고, 이것이 분리되면서 활성산소인 하이드록실래디컬이 생성됩니다. 이들이 조직의 손상을 초래하며 결과적으로 염증 반응의 변화가 뒤따

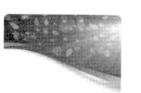

르게 됩니다[40]. 쥐를 대상으로 한 실험에서 피코시아닌이 쥐의 부종을 현저하게 감소시키는 것으로 확인되었습니다[41].

피코시아닌에 대해서는 이 정도로 논의를 마치겠습니다. 피코시아닌이 항산화 및 항염 효과를 발휘한다는 사실은 AFA를 통해 강력한 긍정적 효과를 꾀할 수 있음을 뜻합니다. 하지만 그것은 줄기세포 뉴트리션이라고 명명된 이 책에서 진정으로 초점을 맞추고자 하는 핵심 내용에 비한다면 극히 일부분에 지나지 않습니다. 줄기세포 뉴트리션이야말로 핵심 내용이며 그 어떤 누구도 이를 소홀히 하는 것을 원치 않을 것입니다.

이것이 전부가 아닙니다. 자연은 원대한 계획을 가지고 있습니다. 과학자들과 연구전문가들은 자연이 제공한 계획에 초대받은 게스트일 뿐입니다. 모든 게스트가 동일한 특권을 누리는 것은 아닙니다. 생물학(특히 생리학) 분야에서는 우리가 아직 알지 못하는 자연 현상들이 많습니다. 원자, 분자와 세포 등은 우리가 정확하게 알지 못하는 활동을 통해 매일 생명 활동과 건강을 지원, 촉진하는 일을 하고 있습니다.

따라서 천연 식이요법으로서의 줄기세포 뉴트리션은 단순히 인간의 연구 활동을 통해 가공한 물질이 아니라 자연이 제공하는 영양소를 결합시켜 시너지 효과를 통해 다양한 생리학적 혜택을 발휘합니다.

이 책에서는 AFA가 가지고 있는 고도불포화지방산(PUFA)이 지질에 미치는 효과에 대해 언급할 시간은 없습니다42. 다만 AFA의 콜레스테롤 감소 효과는 인체에 사용할 경우에도 충분히 효과를 발휘하리라는 점을 시사하고 있습니다. 그리고 클로로필, 미량미네랄 및 기타 성분으로부터 유도될 수 있는 추가적인 혜택도 존재합니다.

물론 아직 설명되지 않은 다양한 효과도 있습니다. 그러나 그것이 미래에 건강 및 웰니스를 보다 효과적으로 통제하고 최적화시키는 일에 대한 과학 연구를 소홀히 하게 만들 수는 없습니다. 따라서 앞으로도 계속 관심을 기울여야 할 부분입니다.

지금까지의 내용을 간단히 요약해보겠습니다.

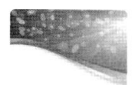

제2부 요약

10대 핵심 포인트

1. 조류(藻類)는 필수영양소를 풍부하게 제공해주는 원료로서 식용 조류를 안전하게 섭취함으로써 얻을 수 있는 건강 혜택은 오래 전부터 전해 내려오고 있습니다. 미국 서북부 태평양 연안의 청정 해역에서 수확한 AFA를 포함한 미세조류는 다양한 건강상의 혜택을 제공해 높은 평가를 받고 있으며, 이러한 혜택은 시험관 실험과 생체 실험에서 밝혀진 내용과 일치하고 있습니다. 또한 타즈매니아와 페타고리아 등 청정 지역에서 채취한 미역과 같은 미세조류에서 유도한 후코이단에 대해서도 유사한 보고가 이루어지고 있습니다.

2. AFA가 광범위한 혜택을 발휘할 수 있는 메커니즘을 추적하기 위해 연구전문가들은 AFA의 사용이 면역세포의 이동을 신속하게 변화시킨다는 사실을 확인했습니다. 림프구의 직접적인 활성은 확인되지 않지만, AFA는 면역감시를 증가시킵니다(림프구, 단핵세포; 다핵세포 제외).

3. 수용성 AFA 추출물은 시험관 실험에서 NK세포를 직접 활성화시켜 케모카인 수용체를 조절하는 것으로 확인되었습니다. 특히 CXCR4의 하향 조절을 통해 NK세포가 골수로 되돌아오는 것을 줄여줍니다. 그러나 동시에 NK세포는 전반적인 면역감시의 일환으로 다른 조직으로의 이동을 증가시키는 화학 신호에 보다 민감해지게 됩니

다. 다른 연구에서는 AFA를 구성하는 고분자 다당류 성분의 강력한 면역촉진 효과가 확인되었습니다. 이러한 결과들이 생체 실험에서 관찰된 AFA의 면역조절 효과를 설명해주고 있습니다.

4. 피코시아닌은 AFA를 섭취했을 때 관찰되는 항산화 및 항염 효과와 관련되어 있습니다.

5. AFA를 섭취할 경우 기분이 고조되고 집중력이 강화된다는 체험 사례는 AFA에 함유되어 있는 페닐에틸아민(PEA)때문입니다. PEA는 천연적으로 발생하며 신경조절/전달인자로 알려진 알칼로이드 성분입니다. 순수한 PEA는 반감 기간이 짧아 효과에 대한 의문이 제기되기도 하지만 다양한 구성 성분이 함께 작용함으로써 PEA에서 제기될 수 있는 부작용을 억제시켜줍니다.

6. 시너지 효과라는 측면에서 AFA는 모든 기대를 뛰어 넘습니다. 그 이유는 AFA가 인간의 지식이나 이해력의 범위를 넘어서는 효과를 가진 다양한 활성 성분을 함유하고 있기 때문입니다. 이는 모든 선수들이 각자 맡은 역할을 충분히 해내는 완벽한 경기와 같은 것입니다.

7. AFA의 작용 메커니즘과 관련한 연구와 문헌의 검토를 통해 새로운 가설이 등장했습니다. 크리스티안 드래포우와 지트 젠슨 박사는 인체가 자연 치유 및 재생 시스템을 가지고 있으며 성체줄기세포가 골수로부터 끊임없이 방출된다는 가설을 제시했습니다. 성체줄기세포는 케모카인의 영향으로 도움이 필요한 조직으로 이동합니다. 그리고

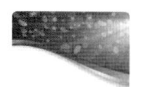

조직에 이동하여 증식 및 분화를 거쳐 해당 조직의 세포가 됩니다.

8. 다양한 연구 기관을 통해 게재된 논문은 그러한 가설을 뒷받침해주고 있습니다. 이제 줄기세포의 수는 발병 위험의 지표이자 건강의 결정인자로서 보편적으로 인정받고 있습니다.

9. 드래포우와 젠슨은 L−셀렉틴이 강화된 AFA 추출물이 골수로부터 성체줄기세포의 방출을 정상 수준보다 20% 이상 개선시켜 준다는 것을 입증하였습니다. 유사한 결과가 미역에서 추출한 후코이단을 섭취하는 경우에도 나타난다는 사실을 확인했습니다. 이러한 식이 요법은 인체 조직의 유지, 복원 및 치료 효과를 증진시켜줍니다.

10. 줄기세포의 정상적인 방출, 순환, 이동을 지원하는 줄기세포 뉴트리션은 첨단 뉴트리션을 상징하며 최적의 건강 및 웰니스를 위한 혁신적인 전략을 가능하도록 해줍니다.

AFA처럼 흔하게 발견되는 미세조류에 있는 성분(사이노박테리아)이 인체의 정상적인 재생 및 복원 시스템에 강력한 영향을 미칠 것이라고 그 누가 생각했겠습니까? 미세조류가 생리학 분야에서 혁신을 일으킬 것이라고는 아무 기대하지 못했을 것입니다. 그것이 바로 우리가 제3부에서 논의하고자 하는 내용입니다.

AFA는 천연 성분으로서 매우 특별한 물질입니다. 그것이 바로 자연이 행하는 기적입니다. 앞에서 수 차례 언급한 것처럼 자연은 스스

로 필요로 하는 욕구를 충족할 수 있는 해결책을 마련합니다. AFA는
바로 이러한 자연 현상을 보여주는 또 하나의 예에 불과합니다.

따라서 5장에서는 쓰레기처럼 여겨지던 조류가 뉴트리션 금광으로
만들어지는 상황에 대해 논의해보겠습니다. 그리고 이 금광을 어떻게
일구고 품질과 안정성이 보장되는 최상의 기준을 유지할 수 있는지에
대해서도 알아보겠습니다. 그것이 줄기세포 뉴트리션의 필수 요소입
니다.

제3부. 혁신의 근원
(Sources of Innovation)

5장 • '수중 쓰레기(해캄)'로부터 '뉴트리션 금광'으로!

6장 • 골든(Golden) 뉴트리션의 수확

7장 • 최상의 기준

(제3부 요약 10대 핵심 포인트)

혁신 (Innovation) | 새로운 아이디어의 생성이나 활용, 재생이나 변화의 과정, 시장의 욕구에 부가가치를 창출해 주는 솔루션이나 창의성

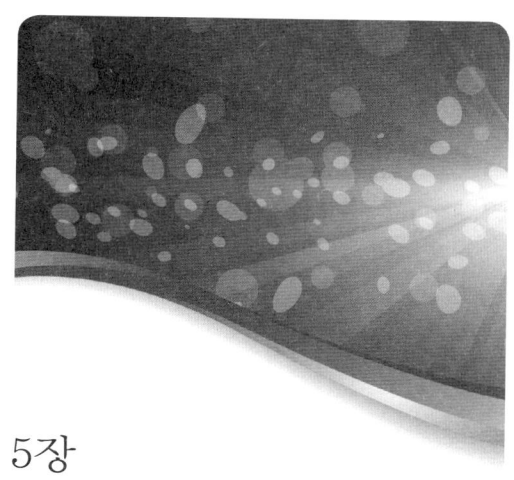

5장
‘수중 쓰레기(해캄)’로부터
‘뉴트리션 금광’으로!

줄기세포 뉴트리션이라는 혁신은 어떤 면에서는 역행적으로 이루어졌습니다.

전 세계에 걸쳐 수세기 동안 AFA라는 남조류 식물이 사용되어 왔습니다. 일반인들은 이 남조류 식물을 섭취함으로써 건강개선을 경험했습니다(체험 사례). 그들은 골수로부터 줄기세포의 방출, 순환, 조직으로의 이동, 분화와 증식 등에 대해서는 아무 것도 알지 못한 채 AFA를 사용했습니다. 하지만 그들은 이미 자연이 선물한 혁신적인 솔루션인 줄기세포 뉴트리션을 체험하고 있었던 것입니다. 이러한 혁신은 연구자가 아니라 최종 사용자에 의해 보고된 것이었습니다. 그리고 연구가 아니라 경험을 통해 확인되었습니다. 이러한 혁신의 출발점은 연구소가 아니라 사용 현장이었으며, 안전하고 효과적이며 실질적이었습니다.

자연은 정상적인 삶을 위한 필수 성분을 공급해줍니다. 우리는 시간이 흐르고 경험이 축적되면서 자연의 비밀을 알게 되었습니다. 자연은 결코 자신의 잠재력을 발휘하는 일에 소홀하지 않습니다. 자연이 제공하는 필수 영양소는 항상 원래의 모습대로 존재해왔으며 그 이상도 그 이하도 아니었습니다. 비타민이라는 물질을 발견하기 훨씬 이전부터 우리는 비타민 C가 풍부한 감귤과 로즈힙을 섭취해왔으나, 비교적 최근에서야 아스코르빈산(비타민 C)이 인체 세포에 중요한 기능을 수행한다는 사실을 알게 되었습니다.

모든 영양소는 자신의 임무를 수행하는데 적합한 특성을 가지고 있습니다. 우리가 그들의 작용에 대해 알든 모르든 자신이 해야 할 일을 수행합니다. 우리는 영양소에게 이래라저래라 가르칠 수 없습니다. 영양소는 생리학과 생화학 원칙에 따라 자신이 할 수 있는 최선의 방법으로 매일매일 건강과 웰빙을 개선시켜줍니다. 이것은 불가사의한 것 같지만 사실입니다.

줄기세포 뉴트리션 또한 인간의 창의성에서라기보다는 인간이 의도하지 않은 자연의 설계에 의해 탄생하게 되었습니다. 하지만 줄기세

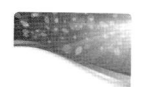

포 뉴트리션은 뉴트리션이라는 드라마에서 주인공 역할을 할 수 있는 후보 중 가장 선택받기 힘든 열악한 후보에서 비롯되었습니다. 그 후보는 바로 흔히 '수중 쓰레기'라고 알려진 AFA였습니다. 고대로부터 음식으로 사용됐던 가치를 고려할 때 AFA가 홀대받은 것은 너무도 가혹한 일이었습니다. 지식이 없는 사람들이 '수중 쓰레기'라고 치부할 때마다 AFA는 부당한 평가에 눈물을 흘렸을 것입니다. 이처럼 흔하고 내세울 가치가 별로 없는 하찮은 조류가 지구상에 있는 가장 완벽한 식품 중의 하나인 시아노박테리아인 것입니다. AFA는 다음 성분을 포함하여 60여 가지 이상의 미세영양소를 함유하고 있습니다:

〈표 1. AFA에 함유되어 있는 영양소〉

당단백질	12종의 비타민
단순 탄수화물	27종의 필수미네랄
다당류	11종의 색소
오메가–3 지방산	피코시아닌
지질	베타카로틴
페닐에틸아민(PEA)	활성 효소

우리는 최근에서야 비로소 이들 영양소의 가치를 인식하기 시작했습니다. 이들 영양소는 인체에 놀라운 기적을 만들어 내고 있으며, 탐구하면 할수록 더 많은 내재 가치를 발견하게 됩니다. 물론 아직도 AFA가 어떤 식으로 자신의 역할을 수행하는지에 대해서는 다 알지 못합니다. **뉴트리션은 아직도 그 역사가 짧은 과학 분야입니다. 뉴트리션이 유아 단계라면 줄기세포 뉴트리션은 갓 태어난 신생아에 불과합니다.**

역사적으로 볼 때 조류를 식품원으로 사용하고 다양한 질병 치료제로 사용한 역사는 수천 년 전으로 거슬러 올라갑니다. 극동 지역에서는 BC 6000년 전부터 해조류(대형 조류)를 음식으로 사용해왔다는 증거가 존재합니다(언어는 BC 4000년부터 사용). 또한 AD 900년 무렵에는 다양한 조류가 음식은 물론 원시적인 치료제의 형태로 사용되었다는 증거도 존재합니다.

조류학(藻類學)

우리가 흔히 사용하는 조류(algae)라는 용어는 물, 수주(水柱), 눈이나 얼음 위의 동토에서도 자유롭게 서식하는 유기체를 뜻하며 수천 종이 다양한 생존 방식을 가지고 존재합니다. 오늘날 조류학은 매우 정교해지고 있습니다. 남조류나 시아노박테리아라고 알려진 AFA에 대해 더 많은 것을 파헤치기 전에 조류학에 대해 간단히 언급하고자 합니다.

여기에서 조류라는 명칭은 특정 해조류를 떠나 다양한 종을 지칭하는 용어로 사용하고자 합니다. 흔히 남조류라고 부르는 시아노박테리아는 엄격히 말하면 조류는 아닙니다. 조류는 세포막 내부에 핵이 포함되어 있는 진핵 생물입니다. 그러나 시아노박테리아는 원핵 생물(분명한 핵이 존재하지 않는)인 박테리아입니다. 하지만 이 책에서는 정보 제공 목적상 기술적인 측면의 분류에 대해서는 고려하지 않고자 합니다.

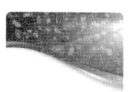

조류는 일반적으로 매우 단순한 형태를 가진 다양한 범주의 유기체로서 식물성 플랑크톤처럼 눈에 보이지 않을 정도로 작은 단일 세포에서부터 크기가 수 미터에 달하는 다세포 형태를 띨 수도 있습니다. 이들은 빛 에너지와 미네랄(촉매)이 존재하는 곳에서 이산화탄소와 물을 포도당과 산소로 전환함으로써 광합성을 수행합니다. 조류가 성장하고 복제되는 과정에서 이들은 포도당 이외의 다양한 영양소를 결합시켜 다양한 수생 생물과 인간을 위한 영양소로 변하게 됩니다.

하지만 조류라고 해서 모두 섭취가 가능한 것은 아닙니다. 식용 조류는 대부분 해조류에 해당됩니다. 이와는 대조적으로 대부분의 민물 조류는 독성을 가지고 있습니다. 하지만 어떤 경우든 예외는 존재합니다. 식용 해조류의 가치 및 사용에 대해 소개하기 위해 3가지의 흔한 해조류(대형조류)와 3가지의 중요한 미세조류(시아노박테리아 포함)를 소개하고자 합니다. 먼저 흔히 해조류라고 부르는 대형조류부터 시작하겠습니다.

식용 해조류

해조류는 전 세계 해안 지역에서 식품으로 널리 사용되고 있습니다. 특히 극동 지역의 경우, 중국과 일본 그리고 한국에서 선사 시대 이래 일반적인 식품으로 사용돼오고 있습니다. 유럽 지역에서도 전통적으로 식탁 위에 올랐습니다. 하지만 해조류는 그 맛 때문에 서구 사회에서는 그다지 인기를 얻지 못했으며, 주로 동양에서 수천 년 전부터 지금까지 높게 평가되고 있습니다.

좀더 구체적으로 보겠습니다. 현재 식품으로 널리 사용되고 있는 3가지 해조류는 김, 다시마, 그리고 미역입니다. 이들에 대해 하나씩 알아보겠습니다.

김(Porphyra)

김은 전 세계에서 가장 널리 사용되는 식용 해조류입니다. 김에 접근이 가능한 대부분의 소수 민족들은 음식 재료로 이를 사용했으며, 모든 해조류 중에서 가장 대중적으로 사용되고 있습니다. 김은 수심이 낮은 차가운 바닷물에서 자라며 동남아시아 지역에서는 천 년이 넘게 수확해오고 있습니다. 이 붉은 해조류는 그 종류만 70여 가지가 되며, 얇게 건조시켜 초밥이나 음식의 고명 또는 국수나 수프의 양념으로 사용하고 있습니다. 최근 일본의 경우를 보면 230만 평방 마일에서 생산하는 양이 연간 25~40만 톤에 달하며 경제 가치가 무려 10억 달러를 상회합니다. 이것은 일본인의 요식 산업에서 결코 적은 비중이 아닙니다[1]. 중국의 생산량은 일본의 삼분의 일 수준이지만 매우 정교한 방법을 사용하여 김을 수확, 가공하고 있습니다.

김은 과거 50년 동안 일본과 중국에서 북미 지역으로 수출되고 있으며 건강식품이나 식료품 가게에서 구입이 가능합니다. 매우 영양가가 높으며, 삼분의 일이 단백질이고 삼분의 일이 식이섬유입니다. 그리고 요오드, 비타민 A, B 및 C는 물론 칼슘, 철 및 기타 미량의 영양소가 풍부하게 함유되어 있습니다. 소비자들은 자신의 선택에 따라 다양한 품질의 김을 구매할 수 있습니다.

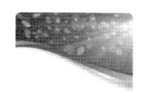

다시마(Laminaria)

갈조류 해조류인 다시마는 흔히 켈프라고도 불리며 종류가 31가지에 달합니다. 동남아시아, 대서양과 태평양의 북쪽 바다에서 수심 100피트에서까지 성장합니다. 일본에서는 매우 인기 있는 해조류로 두부국을 포함해 만능 식재료로 사용됩니다.

영양학적인 관점에서 보면 다시마는 아미노산, 글루타민산, 글루타민산염이 풍부하게 함유되어 있습니다. 글루타민산은 특히 세포 내 항산화 성분인 글루타치온을 구성하는 3가지 중요 아미노산 중의 하나입니다. 다시마는 또한 정상적인 성장 및 발달에 필수적인 요오드를 함유하고 있으며, 식이섬유도 풍부하게 제공합니다. 다시마는 중국 의학에서도 그 자리를 확보하고 있습니다. 전통적으로 다시마는 수작업으로 채취됐으며 다양한 방법으로 음식 조리에 사용되어 왔습니다. 그러나 지난 수세기 동안 정교한 양식 방법이 개발되어 생산이 비교적 저렴해졌으며, 이용도 보다 쉬워졌습니다. 일본은 연간 15만 톤 이상의 다시마를 생산하고 있으며, 중국은 그보다 더 많은 양을 생산하는 것으로 알려져 있습니다. 북미의 경우, 아시아계 미국인의 식료품 가게에서 건조 다시마가 판매되고 있습니다.

미역(Undaria pinnatifida)

또 다른 갈조류 식물로서 다시마보다 크기가 작은 미역은 일년생으로, 보통은 2~4피트 크기로 자라지만 최대 10피트까지 자라기도 합니다. 미역은 조간대(潮間帶)에서 조하대(潮下帶) 사이에 서식하며 약 40~60피트 깊이에서까지 서식합니다. 주로 대양의 영향을 받는 바람이 없는 산호초 지역에서 발견되며 지나치게 노출된 곳에서는 서식하지 않습니다.

식품으로써의 미역은 일본과 중국 및 한국을 포함한 아시아 지역의 요리에 사용되며, 한약재로도 쓰입니다.

미역에는 요오드, 필수지방산, 후코산틴(카로테노이드의 일종)은 물론 미량영양소와 초미량영양소가 풍부하게 함유되어 있습니다. 일부 연구 보고서는 미역의 유도물인 황산염 음이온(sulphated polyanions)과 다당류 성분이 항바이러스[2], 항산화[3] 효과를 발휘한다고 보고하고 있습니다. 쥐를 대상으로 실시한 연구에서 후코산틴은 내부 장기 주위의 지방 조직에서 축적되는 지방연소단백질(UCPI)의 발현을 유도하는 것으로 확인되었습니다[4]. 이러한 효과 때문에 미역을 체중 감량 프로그램의 보조 수단으로 사용하기도 합니다.

여기에서 특히 언급하고자 하는 중요 내용은 모든 대형조류 중에서 미역은 골수로부터 줄기세포의 방출을 현저하게 증가시키는 것으로 알려진 유일한 해조류라는 점입니다. 물론 이것은 앞 장에서 언급했던 후코이단 성분과 관련되어 있습니다. 북미에서는 일본 식당과 횟집을 통해 미역이 광범위하게 소비되고 있습니다. 건미역도 건강식품점과 아시아계 미국인 식료품 가게에서 쉽게 찾아볼 수 있습니다.

요약하면, 식용 해조류(대형조류)는 아시아, 특히 일본, 중국과 한

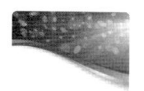

국 요리에서 중요한 역할을 하고 있습니다. 미역은 수천 년 동안 안전하게 사용되어오고 있으며 오늘날에는 아시아 지역은 물론 전 세계에 걸쳐 인기를 끌고 있습니다. 물론 미역은 식품으로 확산되는 것을 제한하는 문화와 맛의 영향도 존재하는 것으로 보입니다. 하지만 여기에서 언급하고 싶은 것은 미역이 가지고 있는 생리학적 효과입니다. 연구전문가들은 북미지역 사람들과는 달리 일본인들의 소화관에 있는 박테리아 효소를 발견했습니다. 이러한 현상은 유전적 차이라기보다는 시간이 흐르면서 해양성 박테리아로부터 인체에 전달된 결과라고 말할 수 있습니다[5].

우리는 또한 식용 해조류가 요오드, 칼슘, 단백질, 비타민, 필수지방산, 가용성 섬유질을 포함한 몇 가지 중요한 영양소의 공급원이라는 점을 언급했습니다. 이들 해조류는 수세기 동안 아시아의 전통 한의학에서 중요한 역할을 담당해왔음에도 불구하고 의약 산업에서는 이를 활용하고자 하는 시도가 거의 없었습니다. 제약 회사는 합성, 분리, 정제 또는 재합성을 위해 손쉽게 변형할 수 있는 저분자 물질에 더 큰 관심을 갖습니다. 고분자는 상대적으로 다루기가 어렵기 때문입니다. 그런 이유로 서구 사회에서는 미세조류를 중심으로 건강 혜택 및 임상 응용 분야의 돌파구를 찾고자 하는 것입니다. 기초 과학과 임상 실험은 현대 의학에서조차 거부할 수 없는 것입니다. 따라서 미세조류와 관련하여 현재 우리가 처해 있는 위치를 파악하고 어떤 혁신이 진행되고 있는지 살펴보도록 하겠습니다.

식품으로서의 미세조류

일부 대형조류가 식단의 일부를 구성한다는 것은 그것이 주로 동남아시아에 제한적으로 일어나는 현상이라고 해도 그다지 놀랄만한 일은 아닙니다. 분명한 것은 해조류가 인간의 관심을 불러일으킬 만큼 흔했으며, 일부 해양성 동물이 해조류를 먹고 산다는 것이 관찰되었다는 점입니다. 그리고 해조류는 채취하는 일도 그다지 어렵지 않았기 때문에 식품으로 사용이 가능한지 시도해보고자 하는 유혹이 있었을 것입니다. 또는 먹을 것이 필요할 때를 대비하여 건조 및 보존을 통해 향후에 사용할 수 있었으며 저장이나 보관도 용이했을 것입니다. 해조류는 또한 미각도 충분히 자극했으며 영양가도 있었기 때문에 많은 사람들이 사용하게 되었습니다. 경험을 통해 영양학적 가치가 인식되었으며, 특히 갑상선비대증을 예방해주는 요오드 공급원으로서 인정받게 되었습니다. 해조류는 그렇게 해서 음식이 되었으며 전통 한의학에서도 자리매김하게 되었습니다. 해조류는 적어도 아시아 지역에서는 안전하며 맛이 있고 효과가 있었습니다. 만일 역사와 지리적 이유에서 해조류가 식품으로 받아들여졌다면 여행이나 무역이 확대되는 과정에서 식용 해조류가 전 세계인의 식탁에 올랐을 것입니다. 또한 실제로 그러한 상황이 도래했습니다.

하지만 미세조류의 스토리는 전혀 다른 것입니다. 상대적으로 크기가 작으며 대부분 단핵 세포로 구성된 미세조류는 식물성 플랑크톤처럼 보이는 경향이 있으며, 민물(연못, 호수 및 강)에서는 안개처럼 뿌옇게 흩어져 있거나 식욕을 당기게 하기 힘든 쓰레기처럼 물 위에 부

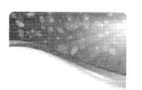

유합니다. 발명이나 발견은 많은 시행착오를 거쳐 정당화되는 것이 보통이지만 이따금씩 자연이 그러한 역할을 해주기도 합니다. 실제로 인구 팽창이나 기근이 인간으로 하여금 대부분의 생물을 음식이나 약품 공급원으로 활용하도록 합니다6. 그것은 아마 구미를 당기는 식품원이라기보다는 어쩔 수 없는 필요성 때문에 일부 지역에서 이러한 '해캄'을 사용하도록 시도하는 일이 정당화되었을 것입니다.

역사적으로 볼 때 그러한 시도는 아메리카 지역에서 먼저 시작되었을 것입니다. 패러(Farrer)는 아즈텍의 식품 기술을 소개하면서 스페인 사람들이 어떻게 16세기에 미세조류를 주식으로 사용했는지 언급하였습니다7. 스페인 정복자들이 고대 아즈텍 제국의 수도이자 현재 멕시코시티로 알려진 테노치니틀란(Tenochtitlan)에 도착했을 때 그들은 자신의 고향에 있는 사람 수보다 많은 25만여명이 그곳에 살고 있는 것을 목격했습니다. 이 남아메리카 도시는 염분 때문에 마시기 어려운 텍코코 호수(Lake Texcoco)에 위치해 있었습니다. 그래서 이곳 거주민들은 섬에 있는 우물에서 물을 길어다 쓰거나 다른 곳으로부터 연결된 수도관을 통해 물을 공수받아 사용했습니다. 그들은 호수에서 고기를 잡고 육지에서는 옥수수를 재배했습니다. 하지만 식용으로 사용할만한 가축은 없었습니다. 대신 호수의 해캄을 모아 태양에 말린 후 단단한 케이크로 만들어 소비하거나 다른 사람들에게 판매했습니다. 다시 말하면 당시에 그곳에 거주하던 사람들은 호수에서 서식하는 남조류를 먹고 살았던 것입니다. 이 남조류 식물은 바로 스피루리나라고 부르는 시아노박테리아입니다.

대서양 건너편의 중앙아프리카에 있는 채드 호수 주변에서 100년 전 프랑스점령군은 꾸불꾸불한 실처럼 생긴 남조류로 만든 식품을 발견했습니다. 이 식품은 후에 스피루리나로 확인되었습니다(7). 사람들은 얕은 연못에서 자라는 스피루리나를 큰 바구니에 채취하여 물을 뺀 다음 1cm 두께로 햇볕에 건조시켰습니다. 이렇게 건조시킨 재료는 수프를 만드는데 사용되었으며, 물에 넣으면 젤리와 같은 형태가 되었습니다. 채드 호수 동남쪽에서도 유사한 식품이 확인되었는데 이 것 또한 스피루리나였습니다. 이 음식은 건조한 물고기 냄새가 났으며 맛은 다소 짭짤했습니다. 여기에 피멘토라는 고추와 약간의 소금을 더해 영양가 높은 수프로 만들었으며, 고기를 가미하여 먹기도 했습니다. 또는 그래비(gravy) 수프로 만든 다음 기장을 추가하여 덩어리 형태로 만들어 먹기도 했습니다. 중앙아프리카에 있는 부족들은 이 식품을 이유식으로 사용해오고 있습니다(스피루리나는 비타민의 보고).

러시아인과 중국인들은 식용 조류를 수백 년 전부터 사용해오고 있습니다. 이곳에서는 남조류가 물 표면에 부유하지 않고 강, 호수 및 습지의 바닥에 군집한 상태로 존재합니다6. 이 식물은 특히 몽골과 중국은 물론 러시아 북부 지역에서 매우 인기가 높습니다. 중국인들은 이 식물을 잔칫날이나 행사가 있을 때 귀한 요리의 재료로 사용합니다. 이와는 대조적으로 유럽과 아시아 극지방에서는 조류가 둘둘 감긴 작은 덩어리 형태로 흙 위에 서식합니다. 이들은 고기와 기타 첨가물과 함께 끓여 먹습니다. 에콰도르에서는 피지나 일본 오키나와 사람들처럼 이 조류를 야채와 함께 먹습니다.

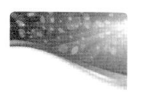

　　일본 남부 산악 지역에 사는 사람들은 그물을 사용하여 '수이젠지노리(Phylloderma sacrum)'라고 불리는 남조류를 채취하였습니다. 채취작업은 일년 내내 이루어졌지만 대부분은 여름에 집중되었습니다. 불순물을 제거한 후, 잘게 잘라 바위에 펼쳐 햇볕에서 건조시켰습니다8. 이렇게 해서 만들어진 식품은 아직도 일본에서 판매되고 있습니다. 하지만 수확하기 힘들기 때문에 매우 값비싸게 거래되고 있습니다.

　　서양 사회에서는 미세조류가 매우 생소한 성분입니다. 미세조류는 수세기 동안 세상의 건너편 외진 지역에서 절박한 생존 문제로 인해 음식으로 활용됐지만 그다지 널리 전파되지는 않았습니다. 하지만 이들 미세조류 중 일부는 다양한 영양 성분을 함유하고 있으므로 대규모 상업 생산을 통해 보다 넓은 지역에서 수용되고 활용 가능성도 그만큼 커졌습니다.

　　대부분의 미세조류 생산자는 아시아태평양 연안에 분포되어 있습니다. 현재 100여개의 생산업체들이 연간 300~500,000톤을 생산할 수 있는 능력을 확보하고 있습니다. 이들이 양식하고 있는 미세조류에는 클로렐라, 스피루리나, 두날리엘라, 테트라셀미스, 스켈레토네마, 이소크라시스, 나노클로로피시스, 니치아, 크립테코디늄과 캐토세로스가 포함됩니다9.

　　지구상에 존재하는 수천 종의 미세조류(시아노박테리아) 중 소수만이 현대 식단에서 자리를 차지하고 있습니다. 보다 정확히 말하면 뉴트리션 및 건강 혜택을 제공하는 보조제로 사용되고 있습니다. 특히 관심을 끄는 미세조류는 스피루리나, 클로렐라, 그리고 AFA입니다. 이 세 가지에 대해 좀더 상세하게 언급하고자 합니다.

스피루리나(Spirulina)

정확하게 말하면 스피루리나는 진정한 의미의 미세조류가 아니라, 아트로스피라 플래터시스(Arthrospira platersis)와 아트로스피라 맥시마(Arthorspira maxima) 2가지로 구성된 시아노박테리아입니다. 이것은 중요한 의미를 가질까요? 그렇습니다. 스피루리나와 다른 미세조류와의 차이점을 언급하는 것은 과거는 물론 현재에도 충분히 가치가 있습니다. 이미 앞서 언급했던 것처럼 스피루리나는 중앙아프리카의 채드 호수 인근에 있는 호수나 연못에서 수확한 바로 그 물질입니다.

스피루리나는 아즈텍 사람들이 텍코코 호수에서 수확한 이래 16세기 후반까지 중미지역에서 사용한 것과 동일한 해감이었습니다. 그이후 주변 호수들은 하나둘씩 농업이나 도시 개발 등의 이유로 매립되었습니다. 그리고 불과 40년 전에 대규모 스피루리나 생산 공장이 이곳에 세워졌습니다.

미국, 중국, 인도, 대만, 파키스탄, 태국, 그리스, 칠레와 미얀마 등지에도 스피루리나 상업농들이 우후죽순처럼 세워졌습니다. 오늘날 스피루리나는 야생 상태에서는 거의 수확되지 않으며, 관개 시설을

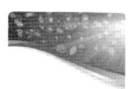

갖춘 수로지에서 양식됩니다. 이러한 환경에서는 온도, pH, 이산화탄소, 미네랄을 제어하여 수확을 극대화시킵니다. 그리고 수확된 스피루리나는 정제, 플레이크나 분말 등의 보조제로 가공됩니다. 또한 수족관과 양계 산업, 그리고 수산 양식 산업에서 먹이로도 수요가 형성되었습니다. 현재 스피루리나 연간 생산량은 건조중량 기준 2백만 kg을 상회하고 있습니다.

스피루리나는 영양소가 밀집되어 있는 식품으로써, 메티오닌을 제외한 모든 필수 아미노산을 포함하여 60%의 단백질을 함유하고 있습니다. 따라서 단백질 공급원으로서 콩류보다 우수하며, 지방 함유량이 높고(중량 기준으로 7%), 여러 가지 필수지방산도 풍부하게 함유하고 있습니다. 더 나아가 비타민 A, C, D는 물론 대부분의 비타민 B를 함유하고 있습니다. 또한 필수 미네랄을 공급해주며 베타카로틴, 피코시아닌과 클로로필 등의 유익한 색소를 함유하고 있습니다.

스피루리나는 과학계의 관심을 끌고 있으며 최근에는 시험관 실험, 동물 실험 및 인체를 대상으로 한 임상 실험의 주제가 되기도 했습니다. 이들 연구는 아직 예비 수준이어서 치료적 효과를 주장하기에는 아직 시기 상조로 판단됩니다. 하지만 스피루리나의 가치는 영양학적 맥락에서 충분히 인정받고 있습니다. 스피루리나는 또한 음식이나 보조제 원료로 사용되고 있으며 기타 다른 건강상의 혜택을 제공한다는 점도 축복으로 받아들일 수 있습니다. 이것은 미국국립보건원의 입장과 완벽하게 일치하는 것입니다.

클로렐라(Chlorella)

클로렐라는 두 가지 중요하면서도 흥미로운 스토리를 가지고 있습니다. 첫 번째는 순수한 영양학적 가치입니다. 이 미세조류는 필수지방산, 45%의 단백질, 20%의 지방, 20%의 탄수화물, 5%의 섬유질, 그리고 10%의 비타민과 미네랄로 구성되어 있습니다. 이보다 더 완벽한 완전 식품은 아마 없을 것입니다.

20세기 중반에 일부 전문가들은 전 세계적인 기아 위기에 대해 경고하기 시작했습니다. 지구 상에 존재하는 인구가 걷잡을 수 없이 증가하면서 다음 세대를 먹여 살릴 뾰족한 대안이 떠오르지 않았습니다. 그러던 중 비옥한 열대 환경에 적합한 새로운 식품이 나타났습니다. 비용은 낮고 품질은 좋은 클로렐라를 거의 무한대로 생산할 수 있는 가능성이 전문가들과 대기업 주주들의 관심을 끌었습니다[10].

클로렐라와 관련된 예비 연구 결과도 긍정적인 전망을 내놓았으며 과학 매체들도 상당히 격앙된 논조로 조류의 생산을 확대함으로써 전 세계 사람들을 기아로부터 해방시킬 수 있을 것이라고 보도했습니다.
하지만 현실적으로 두 가지 문제가 발생했습니다. 첫째, 작은 실험실 안에서는 앞날이 기대되었으나 대규모 재배라는 현실적인 문제에 부딪쳤습니다. 비용 문제만으로도 원대했던 꿈은 시들해졌습니다.

두 번째 전개 상황은 일반 곡물의 효율 및 생산량 개선을 가능하게 해준 농업 기술의 발전이었습니다. 예견되었던 대량 식량부족 위기는

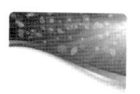

농업 과학과 경제에서 총생산량이 증가하여 완전하게는 아니지만 그럭저럭 피할 수 있었습니다. 이러한 이유로 인해 클로렐라는 전 세계 대부분의 농업 무대에서 무시할 수는 없지만 그다지 큰 역할을 담당하지는 못하고 있습니다10. 하지만 미래에 무엇이 가능할지 아는 사람은 아무도 없을 것입니다.

클로렐라가 역사적으로 자리매김할 수 있도록 도와준 흥미로운 또 하나의 사실은 기초 과학입니다. 1961년 노벨 화학상은 캘리포니아대학 버클리 캠퍼스의 멜빈 캘빈(Melvin Calvin)에게 돌아갔습니다. 그는 클로렐라를 대상으로 새롭게 발견된 방사성 탄소 동위원소를 사용해 식물의 탄소동화 경로를 추적하여 광합성의 과정을 밝힌 공로로 노벨상을 수상했습니다.

식물의 광합성에서 클로렐라의 완벽한 역할은 그보다 훨씬 이전으로 거슬러 올라갑니다. 1931년 독일의 생화학자이자 세포 생리학자인 오토 하인리히 바르부르크(Otto Heinrich Warburg)는 세포 호흡과 관련한 연구로 노벨 생리의학상을 수상했습니다. 그는 자신의 연구에서 클로렐라를 광범위하게 사용했습니다. 아이러니컬하게도 클로렐라가 기초 과학의 발전에 기여한 것입니다. 하지만 전 세계의 기아를 해결하기 위한 만병통치약이자 슈퍼푸드라는 영광의 옥좌를 차지하는 데는 미치지 못했습니다.

그럼에도 불구하고 클로렐라는 진정한 단핵세포 남조류입니다. 그 이름이 그것을 말해주고 있습니다(클로로스 chloros는 그리스어로 녹

색을 뜻하며, 엘라 ella는 라틴어로 작다는 뜻). 클로렐라는 녹색 미세
조류로서 크기는 작지만 강력한 뉴트리션 특성으로 인해 보조제로 사
용되어왔으며 인체를 대상으로 소규모 예비 연구도 수행되었습니다.
다시 언급하지만 이러한 제한적인 연구는 예비 연구로 간주되어야 하
며 클로렐라의 가치는 약품이라기보다는 영양학적 가치 측면에서 그
중요성이 강조되어야 합니다.

여기에서는 스피루리나나 클로렐라에 대해 새로운 사실을 소개하고
자 하는 것은 아닙니다. 이들은 인체 생리에 대한 이해의 범위를 확대
할 수 있는 혁신을 아직 이루어내지 않았습니다. 또한 인체 건강에 극
적인 효과를 발휘할 수 있도록 인체 세포, 장기나 조직의 능력을 현저
하게 증가시키는 일도 현재로서는 어렵습니다. 하지만 여전히 세포의
정상적인 활동을 최적화시키고 건강과 웰니스를 촉진하는 중요한 원
료를 공급해주며 이러한 좋은 영양소로서의 가치를 강조하는 것은 충
분히 가능한 일입니다. 또한 그 자체로서 정당성을 인정받을 수도 있
습니다.

그러나 세 번째 미세조류이자 우리의 슈퍼스타인 AFA에서는 뭔가
다른 것을 발견할 수 있습니다. 우리는 AFA를 보조제로서 사용할 때
인체에서 이루어지는 근본적인 생리 시스템의 변화를 발견할 수 있
습니다. 여기에서 이 책의 메시지를 다시 한번 상기시켜 드리겠습니
다: **모든 사람들은 줄기세포를 가지고 있다; 모든 사람들은 줄기세포를 사용한
다; 모든 사람들은 매일 줄기세포를 사용한다; 줄기세포는 효과를 발휘한다; 줄
기세포는 항상 효과를 발휘한다.** 줄기세포 뉴트리션은 매우 단순하고 자

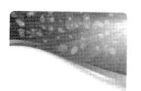

연적인 방식으로, 골수로부터 줄기세포의 방출을 증가시키기 때문에 AFA에 대해 논의하는 것은 전혀 다른 문제를 다루는 것이나 마찬가지입니다.

AFA

AFA는 조류 집단에 새롭게 편입된 물질입니다. 가장 뒤늦게 보조제로서 사용되기 시작한 시아노박테리아(남조류)인 AFA는 스피루리나나 클로렐라와 마찬가지로 경험을 통해 그 효과가 입증되었습니다. AFA는 미국의 서북부 태평양 연안에서 수확이 시작되던 1980년대부터 상업적으로 소개되었습니다. 그리고 20년도 채 되지 않아 시장은 놀랍게 성장하여 건조중량을 기준으로 백만 kg 이상이 거래되고 있습니다[11].

AFA는 수세기 동안 역사적으로 잘 알려진 호수에서 서식하고 있습니다. 하지만 최근까지 일부 용감한 거주민이나 방문객이 이 해캄의 맛을 테스트해보기 전까지는 특별한 일이 일어나지 않았습니다. 호수 표면에 흔해 빠진 조류를 먹는 일은 호기심, 의혹이나 절망감이 작용했을 것입니다. 그리고 예리한 관찰자는 그 지역에 있는 물새나 맹금류가 AFA를 즐겨 먹으며 계속해서 AFA를 먹기 위해 찾아온다는 사실을 발견했을 것입니다. 혹은 스피루리나와 같은 다른 남조류를 떠올리고 식품으로 먹어볼 만한 가치가 있다고 생각했을 수도 있을 것입니다. 그리고 효과에 대한 만족, 안전성과 추가적인 혜택이 지속적인 연구를 낳고 문화적인 교류를 통해 확산되고, 이것이 다시 추가적인 소비로 이어져 광범위한 활용을 촉진하게 되었습니다. 그리고 이 것이 다시 효과의 인식, 수요와 생산의 증대, 사용 가능성의 확대와 수요의 증가로 이어지게 된 것입니다.

AFA 스토리는 효과에 대한 만족이 소비와 수요의 증가로 이어지 고, 그것이 다시 보다 많은 생산과 소비로 이어지는 보편적 현상을 포 함하고 있습니다. 그리고 이러한 현상이 커다란 시장을 형성하고, 이 것이 다시 추가적인 수요로 이어집니다. 이러한 과정에서 보다 많은 고객이 제품을 경험함으로써 더 많은 이들과 정보를 공유하게 됩니 다. 즉, 소비자의 경험이 더 많은 지식과 이해를 도와주는 하나의 원 동력이 됩니다. 한편, 일부 기업인들은 스피루리나나 클로렐라와 같 은 남조류의 명성을 바탕으로 AFA의 사업기회가 충분하다는 것을 인 지합니다. 그래서 상업적인 생산을 시작하였으며, 스피루리나의 평판 을 바탕으로 제품에 대한 시장을 개척합니다. 그리고 시장이 성장함 에 따라 또 다른 상업 생산자들도 생산에 뛰어들게 되면서, 경쟁으로 인한 추가적인 성장을 촉진하게 됩니다. 이제 AFA는 엄청난 양으로 소비되며 건강 혜택에 대한 체험담이 수면 위로 부상합니다. 그리고 이것이 입에서 입으로 퍼지면서 추가적인 수요를 창출하게 되는 것입 니다.

21세기가 시작되었을 때 연구전문가들은 AFA가 가지고 있는 생 리학적인 혜택을 탐구하기 시작했습니다. 그들은 AFA가 NK세포의 활동과 면역 효과를 증진시킨다는 사실을 발견했으며, 이러한 효과 는 AFA에 함유되어 있는 다당류와 관련되어 있다는 것을 입증했습

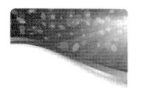

니다.(12). 그들은 또한 피코시아닌의 존재를 발견하고, AFA의 항염 효과가 피코시아닌의 효과로 인한 것이라는 사실과(13) 페닐에틸아민 (PEA)이 기분 개선, 집중력과 맑은 정신을 촉진시켜준다는 체험담을 검증할 수 있는 내용도 발견합니다14. 하지만 무엇보다도 AFA에 있는 L-셀렉틴 리간드가 골수로부터 줄기세포의 방출을 개선시킨다는 것을 발견하였고15 인체의 재생 시스템을 추가로 지원하여 광범위한 효과를 발휘한다는 사실을 입증하게 됩니다. 이것이 바로 줄기세포 뉴트리션이라고 부르는 혁신을 가능하게 해주고 있습니다.

과학적인 측면에서는 고객이 지식을 확장시키는 것이 아니라 지식이 고객의 경험을 주도하게 됩니다. 즉, AFA 과학이 사용 및 응용 방법을 주도할 수 있게 되었습니다. 이제 고객은 우연이 아니라 과학적 설계에 의한 혜택을 누릴 수 있으며, 경험을 바탕으로 한 권유가 아니라 과학적으로 입증된 사실을 가지고 접근할 수 있게 되었습니다. 지금까지 반복적으로 언급했던 줄기세포 메시지를 다시 한번 언급하고자 합니다: **모든 사람들은 줄기세포를 가지고 있다; 모든 사람들은 줄기세포를 사용한다; 모든 사람들은 매일 줄기세포를 사용한다; 줄기세포는 효과를 발휘한다; 줄기세포는 항상 효과를 발휘한다.** 이제 이것이 현실이 되었습니다.

우리는 지금까지 수중쓰레기인 해감에서부터 골든 뉴트리션으로 변한 남조류에 대해 알아 보았습니다. 이 민물 식물들은 한때 청정 환경을 파괴하는 생태학적인 장애물로 간주되었습니다. 현지 관광업체들에게는 보트나 수영을 즐기는 사람들이 아름다운 호수를 감상할 수 없도록 만드는 골칫거리였습니다. 하지만 이제 그 AFA가 자연 상태에 존재하는 소중한 상품으로써 환경까지 고려한 효과적인 상업 생산으로 확대되는 것을 기다리고 있습니다. 이를 통해 골수로부터 줄기세포의 방출을 개선시키는 중요한 역할을 하는 AFA의 활용도를 광범위하게 확대할 수 있을 것입니다.

이러한 일이 가능하기 위해서는 AFA가 먼저 고객에게 안전하고 효과적으로 전달되어야 합니다. 다음 장에서는 AFA의 상업적 재배에 대해 논의하고자 합니다.

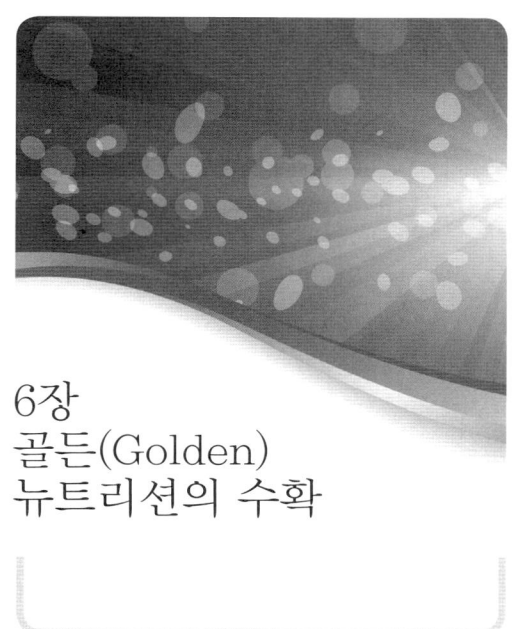

6장
골든(Golden)
뉴트리션의 수확

아름다운 천혜의 서식지

AFA는 매우 흥미로운 역사와 지리적 조건을 가지고 있는 청정 호수에서 풍부하게 서식합니다. 매년 이 호수를 찾아오는 방문객과 관광객은 캐스케이드산맥(Cascade Mountain Range)의 주변 및 1902년 미국에서 다섯 번째로 국립공원이 된 평화로운 크레이터호수(Crater Lake)의 아름다움에 감탄을 연발합니다.

깊고 광활한 군청색 호수가 다채로운 색상층의 용암벽 아래에 평화롭게 자리하여 7천년 전에 격렬하게 폭발했던 화산의 흔적을 보여주고 있습니다. 지질학자들은 마자마산(Mt. Mazama)이 폭발하여 용암과 화산재를 주변 산에 분출해낸 것으로 판단하고 있습니다. 크레이터호수는 화산 활동이 어떻게 산을 형성하고 파괴하는지 잘 보여주고 있습니다. 붕괴된 부분에는 지표수가 채워져 현재의 분화구를 형성했습니다. 크레이터호수는 최대 수심 592m로 미국에 있는 호수 중 수심이 가장 깊으며, 이는 전 세계에서 7번째로 꼽힙니다.

크레이터호수는 이 지역의 자랑거리이지만 골든 뉴트리션은 남쪽으로 80km 떨어져 있는 캐스케이드산맥의 동쪽 호수에 있습니다. 이 호수는 표면적이 7천5백만평으로서 오레곤주 최대 호수이자 미국에서도 가장 큰 호수인 어퍼클라마스호수(Upper Klamath Lake)입니다. 크레이터호수만큼 빼어난 경치는 아니지만 이 호수도 천혜의 아름다움을 자랑하고 있습니다. 캐스케이드산맥은 많은 지역에서 짙은 우림으로 인한 그늘을 형성하고 있으며 고도에 따라 매년 38~127mm의 강수량을 기록하고 있습니다. 따라서 서식하는 식물의 형태가 다양합니다. 산악 지역에는 미송, 폰데로사 소나무, 로지폴 소나무와 전나무로 구성된 삼림이 존재합니다. 그러나 분지 지역에는 풀과 관목이 무성하게 자라는 대규모의 부석 침전물 지대가 자리잡고 있습니다. 광범위한 배수 지역에는 거대한 습지가 존재합니다. 특히 시칸강 습지(Sycan Marsh)와 클라마스 습지(Klamath Marsh)는 빙하시대 이전부터 호수였으며, 그 크기가 각각 120만평과 995만평에 달합니다.

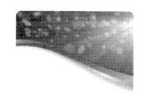

어퍼클라마스호수와 에이전시호수(Agency Lake) 주변을 둘러싸고 있는 지역은 거의 전부 습지로서 골풀과 갈대에 영양을 공급하고 있습니다. 일부 습지는 1차 세계대전 이후 농업을 목적으로 매립되었습니다. 호수의 북쪽 끝은 어퍼클라마스 국립야생보호구역으로 이어져 있습니다. 모든 지역은 수많은 동식물을 위한 안식처가 되고 있습니다.

이 호수에는 여러 개의 지류가 연결되어 있습니다. 17개의 강이 매년 화산 유역으로부터 미네랄이 풍부한 5만톤의 토사를 퇴적시키고 있습니다. 크레이터호수와 어퍼클라마스호수 사이에는 지하 강과 개울이 길게 연결되어 있습니다. 주요 지류는 커다란 샘에서 발현하여 목초지를 통과하고 클라마스 습지로 들어오는 윌리엄슨강(Williamson River)입니다. 이보다 작은 규모의 스프레이그강(Sprague River)이 윌리엄슨강과 합류하여 호수의 북쪽 끝부분으로 이어집니다. 이 지점에서는 화산 퇴적물로부터 생긴 풍부한 미네랄과 수생 부식토(유기물질)로 인한 농도 짙은 암갈색 물이 흐릅니다. 이것이 지류로부터 유입되는 수량의 절반을 차지합니다.

두 번째로 큰 지류는 우드강(Wood River)으로서 에이전시호수(Agency Lake)로 유입된 후 다시 어퍼클라마스호수의 북쪽 기슭으로 이어집니다. 그리고 크고 작은 다른 지류들도 농경 지역을 거쳐 호수로 유입됩니다.

호수의 남쪽 반대편에서는 물이 호수를 떠나 링크강(Link River)

을 경유하여 클라마스강(Klamath River)으로 흐르며, 클라마스강 (Klamath River)은 다시 오레곤주와 북가주를 통해 태평양으로 흘러 들어갑니다.

크레이터호수(Crater Lake)와는 달리 어퍼클라마스호수(Upper Klamath Lake)는 비교적 수심이 낮습니다. 호수 대부분 지역의 수심이 6m이며 가장 깊은 곳도 18m 정도밖에 되지 않습니다. 수심이 깊은 곳은 남쪽 기슭에 집중되어 있습니다.

이 호수의 화학적 성질은 매우 흥미롭습니다. 중요한 수분 이온들이 농축되어 있으며 전도율은 평균보다 약간 높습니다. 윌리엄슨강 (Williamson River)은 천연 샘과 지표수로부터 나온 고도로 농축된 인을 호수에 제공합니다. 따라서 계절별로 다소 차이가 있지만 농축률이 매우 높습니다. 호수 바닥에 쌓인 두툼한 침전물은 인과 함께 호수에 있는 다양한 생물의 삶을 지원하는 중요한 영양소를 포함하고 있습니다. 또한 계절에 따라 습지로부터 용해된 유기 물질이 윌리엄슨강을 경유하여 풍부하게 유입됩니다.

수세기 동안 전해 내려오는 기록에서 볼 수 있듯이 어퍼클라마스호수(Upper Klamath Lake)는 생명체의 종류에 있어서도 대규모의 바이오매스 에너지는 물론 각종 어류와 새들이 풍부합니다.

하지만 우리가 초점을 맞추고 있는 것은 바로 어퍼클라마스호수(Upper Klamath Lake)에 있는 바이오매스 에너지입니다. 바로 여

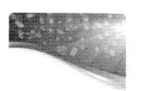

기에 AFA가 서식하고 있습니다. 이곳은 아마 줄기세포 뉴트리션의 초석이 마련되리라고는 거의 생각할 수 없는 장소일 것입니다. 하지만 바로 이곳에서 자연의 혁신이 이루어지고 있었습니다.

호수에 서식하는 조류

어퍼클라마스호수를 둘러 싸고 있는 지역의 아름다운 자연 경관에도 불구하고 개발은 이루어지지 않았습니다. 그 이유는 매년 여름마다 무성하게 자라는 바이오매스 에너지 때문입니다. 이 조류는 청정해역을 망치는 오염물질로 비난받을 수 있습니다. 하지만 그들이 제공하는 장점과 겉으로 보이지 않는 놀라운 혜택을 이해한다면 누구나 그러한 비난을 거둘 것입니다. 왜냐하면 골수로부터 줄기세포의 방출을 촉진하는 천연 L−셀렉틴 리간드를 공급해주는 소중한 공급원이기 때문입니다.

호수에 무성한 미세조류는 천연적으로 자생합니다. 이들은 주변 습지와 윌리엄슨강, 모든 지류 및 샘에서 끊임없이 호수로 유입되는 영양소는 물론 호수 밑에 있는 퇴적물로부터 솟아 오르는 풍부한 영양분에 의해 유지됩니다. 이것은 과다한 미네랄과 유기 영양소가 유입되어 식물, 특히 조류의 증식을 초래하는 부영양화로 이어집니다. 그리고 부영양화는 다시 물에 용해된 산소의 양을 감소시키고 다른 수생 생물체의 멸종으로 이어집니다.

지금까지 호수와 호수 주변에서 크고 작은 변화가 이루어졌습니다. 상류에서는 농업 개발을 위한 관개 목적으로 건설한 배수로로 인해 물줄기가 변화되었습니다. 또 다른 한편에서는 1921년 링크강 쪽에 댐이 건설되었습니다. 이에 따라 영양소 배출에 필수적인 물의 흐름이 바뀌었으며 호수의 수량은 1921년 이전 수준으로 감소했습니다. 감소한 수위는 바람의 증가로 이어졌으며 이것은 낮은 수면 생태계의 혼란을 초래했습니다. 이러한 혼란이 호수 바닥에 있는 침전물의 부유를 유도하고, 이것이 다시 과부영양화를 초래하여 조류의 성장을 가속화시켰습니다. 자연은 이러한 방식으로 이곳을 조류를 위한 최상의 서식지로 만들었습니다.

기억하시겠지만 이 책의 주인공은 AFA입니다. AFA는 어퍼클라마스호수에 있는 식물 플랑크톤 중에서도 가장 지배적인 미세조류(시아노박테리아)로서 매년 6월부터 10월에 이르기까지 일정한 사이클을 이루며 성장합니다. 1930년대에는 이곳의 남조류를 묘사하기 위해 '풍부한'이라는 단어가 사용되었지만 1950년대에는 AFA가 '지배적'인 종이 되었습니다. 이 남조류 식물은 여름에 잔디밭에 풀을 깎아 놓은 것처럼 커다란 군락을 형성하며, 늦은 봄 호수 전체에 걸쳐 나타나기 시작합니다. 늦은 여름에는 밀리리터당 30,000가닥까지 그 밀도가 증가합니다. 그리고 위로 솟구친 다음 다시 움츠러들어 초가을에는 대부분의 AFA가 그 수명을 다합니다.

안타깝게도 이 엄청난 양의 조류가 부패하면서 용존산소량이 고갈되거나 불쾌한 냄새 같은 반갑지 않은 상황을 초래하기도 합니다. **이러한 이유만으로도 부패하기 전에 AFA를 수확하는 것이 생태학적으로 유용합**

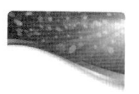

니다.

매년 AFA가 완전히 성장하는 시점은 윌리엄슨강의 흐름과 관계가 있습니다. 윌리엄슨강은 상류의 샘으로부터 발현하여 부엽토가 풍부한 습지를 거치면서 지표수와 합쳐지고 매년 여름이 끝날 무렵에 점차 약해집니다. 건조한 해에는 물의 흐름이 우기 이전에 이미 끝납니다. 따라서 호수에 있는 AFA도 동일한 패턴을 따르게 되는 것입니다.

AFA의 밀도는 호수 전체에 걸쳐 획일적으로 나타나지는 않습니다. 일부 후미진 지역에서는 그 밀도가 상대적으로 높으며 습지대에서는 밀도가 낮은 경향이 있습니다. 물이 깊은 곳에서 채취한 샘플은 AFA를 포함한 식물성 플랑크톤의 밀도가 낮지만 다른 지역에서는 AFA가 매우 풍성하게 성장하여 수면 위에 두꺼운 매트를 깔아 놓은 것 같은 형태를 띕니다.

AFA는 다른 조류와의 경쟁에서도 5월 하순부터 10월 또는 11월까지 우월한 위치를 차지하며 리터당 50mg을 상회하는 바이오매스 에너지를 생산합니다. AFA의 성장은 6월 하순에서 7월 초순에 이르는 1차 절정기와 9월 하순부터 10월 중순으로 이어지는 2차 절정기로 구분할 수 있습니다. 그리고 AFA 바이오매스 에너지의 수확량은 절정기에 약 3천만kg에 이르는 것으로 추산됩니다.

AFA는 질소를 흡착하는 능력이 우수하다는 점에서 호수에 서식하는 다른 조류들과 커다란 차이가 있습니다. 이것은 매우 커다란 장점이 되기도 합니다. 그 이유는 시아노박테리아가 공기 중의 질소를 흡착하여 곧바로 아미노산(즉 단백질)을 만드는데 사용하기 때문입니다. 이것이 다른 종과의 경쟁에서 완벽하고 우월적인 지위를 확보할 수 있도록 해주는 요인입니다.

이 호수는 매년 300일 동안 햇빛이 비치므로 AFA 서식에 있어서 거의 완벽한 성장 환경을 제공합니다. 거기에 산소량이 적은 특성과 알칼리성 물(pH가 높음)이 한몫 거듭니다. 또한 중금속, 살충제, 제초제, 농약, 살진균제 등이 없으므로 이 넓은 호수가 매우 중요한 보조제로 사용될 수 있는 AFA에게 완벽한 서식 환경을 제공해줍니다.

영양소와 유기물이 호수로 풍부하게 유입되어 퇴적되므로 식물성 플랑크톤만이 호수에 살고 있는 유일한 생명체는 아닙니다. 다양한 깔따구와 함께 호수 바닥에는 수생잡초(대형조류 또는 대형 수생식물)가 풍성하게 자랍니다. 깔다구 유충(주로 장수깔때기)은 수심이 낮은 호수(호수 대부분을 차지함) 바닥의 침전물에서 자랍니다. 그리고 이들이 성숙해지면 무리를 지어 수면으로 올라와 골칫거리가 됩니다(적어도 보트를 타는 사람이나 호수 가까이 접근하는 사람들). 펠리칸베이(Pelican Bay)와 같이 수심이 낮은 지역은 수생잡초로 뒤덮이는 경우가 빈번하므로 관광이나 휴식을 즐기고자 하는 관광객이나 방문자들의 관심을 끌지 못합니다.

162

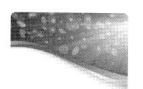

'골든(Golden) 뉴트리션'의 수확

수십 년 동안 어퍼클라마스호수는 활용도가 높은 AFA 바이오매스 에너지를 풍부하고 안정적으로 공급해주고 있습니다. 이것이 남조류의 수확을 가능하게 해주었으며 산업의 기틀을 다지도록 했습니다. 하지만 남조류는 외부 연못이나 수로지에서 편리하게 양식할 수 있는 것이 아니어서 수확이나 가공에 있어 색다른 절차를 필요로 합니다.

초기에는 주로 두 가지 수확 방식이 사용되었습니다[1]. 이러한 전통적인 방법은 수확 작업 시에 선별 작업을 거치지 않았습니다. 따라서 AFA를 추출하기 위해 채취한 바이오매스 에너지에 원치 않는 이물질이 포함되었습니다. 물론 채취하고자 하는 원료가 해당 수역에서 유일하거나 지배적인 종인 경우 효과적인 작업이 가능할 수 있습니다. 그러나 그것은 현실적으로 쉽지 않은 일이었습니다. 다른 조류나 동물성 플랑크톤도 동일한 수역에 공존하는 것이 보통입니다. 다시 말하면 전통적인 수확 기술은 바이오매스 에너지에 물고기처럼 원치 않는 오염물질이 포함되는 경우가 다반사였으며, 따라서 부패하기 쉽고 수확물 전체를 오염시키는 경향이 있었습니다.

다행스럽게도 그러한 방법들은 이제 사용하지 않습니다. AFA 수확을 위해 수년 전부터 데저트레이크테크놀로지(DLT)가 특허를 출원한 새로운 기술을 활용하고 있기 때문입니다[2]. DLT는 현재 이 호수에서 가장 우수한 업체로써, 이 기술은 DLT 특허에 잘 소개되어 있습니다. 그리고 계속해서 개량 작업이 이루어지고 있습니다.

현재 첨단 장치를 갖춘 바지선이 AFA를 선별하여 수확하기 위해 최적의 시간대에 호수로 이동합니다. 이러한 현대식 기술은 뻣뻣한 형태를 띠고 있는 다른 조류와는 달리 섬유와 같은 형태를 띠는 AFA의 물리적 특성을 이용합니다. 이 기술은 AFA만을 선별적으로 수확하고 다른 남조류는 남겨두는 방식으로 수확 작업을 진행합니다. **이러한 기술을 활용해 수확된 남조류는 거의 순수한 AFA입니다.**

AFA 수확 시즌(5월 하순/6월~10월 하순/11월)에는 매일 수확 작업을 하기 전에 샘플을 채취해 수상 실험실에서 분석 작업을 거쳐 순도와 품질을 점검합니다. AFA 바이오매스 에너지 측정에는 단위 용적당 조류의 양과 종의 분석이 포함됩니다. 일단 순도(99% 이상)가 확인되면 수확 작업이 시작됩니다.

수년 간의 경험을 고려할 때, 날씨만 허용한다면 언제든 신선하고 품질 좋은 AFA를 수확하는 일이 가능합니다. 그리고 수확된 시아노박테리아는 줄기세포 뉴트리션의 첨단 위치를 점유하고 있는 보조제 제조 공정으로 넘어갑니다. 그러나 그 이전에도 거쳐야 할 단계가 아직 남아 있습니다.

AFA의 가공

가공 공장에서 수확된 AFA는 특별한 원심분리 및 여과 공정을 거치게 됩니다3. 이 단계는 골수로부터 줄기세포 방출을 지원하는 L-셀렉틴 차단제를 포함한 특정 성분을 농축하기 위한 것입니다. 이렇게

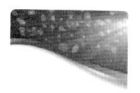

해서 농축된 AFA는 3장에서 언급한 글리코단백질을 더욱 많이 함유하게 됩니다. 그리고 이러한 과정을 거쳐 호수에서 갓 수확된 것보다 5배가 강화된 AFA가 탄생합니다.

AFA 농축물은 하이드로 드라이(Hydro Dri™)라고 부르는 독점 건조 과정을 거칩니다. 이 장치는 열 전도와 물의 고유한 특성을 활용하여 AFA로부터 수분을 자연스럽게 제거합니다. 물에 젖어 있는 조류는 한쪽 끝에서 컴퓨터의 제어에 따라 열탕이 지지하고 있는 식용등급의 이동식 마일러(Mylar) 컨베이어벨트(너비 4~5피트)로 이동합니다. 벨트를 지탱해주는 열탕에서 발생하는 열이 AFA 추출물이 있는 물에 전도되는 방식으로 건조가 이루어집니다.

AFA 추출물이 마일러(Mylar) 컨베이어벨트를 따라 이동하는 동안 적외선 창을 통해 수분이 순식간에 증발합니다. 이 적외선 창은 추출물에 함유된 수분의 증발 속도에 비례하여 닫히게 됩니다. 마일러(Mylar)는 열전도력이 그다지 좋지 않기 때문에 AFA가 건조되면 '전열굴절식 건조기'가 닫히고 AFA가 컨베이어벨트 끝부분으로 이동하는 과정에서 극소량의 열만이 AFA로 전도됩니다. **하이드로 드라이(Hydro Dri™)를 통해 건조된 AFA는 잠깐 동안 열에 노출시켜 천연 상태에 가깝게 건조된 AFA로 다시 태어납니다.**

이러한 독점 건조 기술은 AFA 추출물로부터 잔여 수분을 부드럽게 제거해주며, AFA에 함유되어 있는 모든 영양소와 활성 성분의 무결성을 유지해줍니다. 이 건조 공정의 효율성은 워싱턴대학교에서 실시한 독립 실험에서도 확인되었습니다.

　건조한 AFA는 안전 및 순도를 위해 다양한 범위의 엄격한 테스트를 거칩니다. 그리고 난 후에야 보조식품의 성분으로 사용할 수 있는 준비가 됩니다. 필요한 경우 포장, 라벨 작업 후에 현대식 냉장 시설에 보관됩니다. 식품이든 보조제든 인체 사용을 위해서는 그 무엇보다 품질이 핵심입니다. 따라서 다음 장에서는 품질, 안전 및 독성에 대해 논의하기로 하겠습니다.

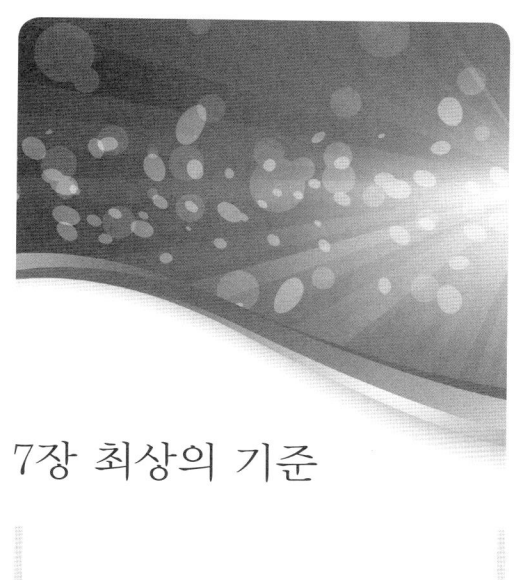

7장 최상의 기준

식품이나 약품과 관련된 분야에서는 품질 보증이 가장 중요한 문제입니다.

품질 보증에서 최상의 기준이 무엇보다 중요한 요소입니다. 일반 대중의 건강이 걸린 문제이므로 품질로 인한 결과는 매우 막중합니다. 따라서 이에 대한 책임과 각오는 절대적이어야 합니다.

이것은 AFA의 경우도 마찬가지입니다. 모든 생산 업체들은 반드시 수확 및 생산 과정에서 샘플을 테스트하고, 제품의 품질을 신중하게 모니터하는데 필요한 정밀한 프로그램을 가지고 있어야 합니다. 따라서 매일매일 채취하는 모든 바이오매스 에너지에 대해서는 엄격한 기록과 함께 충분한 테스트를 거쳐 오염 물질이 포함되지 않도록 해야 합니다. 그것이 기본 조건입니다.

품질 보증

주기적인 품질 관리를 통해 다양한 등급의 오염 물질을 확인해야 합니다. 오염물질에는 다음을 포함하여 AFA 이외의 시아노박테리아도 포함됩니다; 미생물(박테리아), 중금속 및 살충제; 클로로필, 수분의 양, 그리고 가장 중요한 신경독소와 간 독소(특히 마이크로시스틴)

일반적으로 시아노박테리아는 유해한 독소를 생성할 가능성이 있는 것으로 보고되어 있습니다[1]. 또한 색시톡신(STX)과 아나톡신-a를 포함한 신경독소를 생성하는 아파니조메논에 대한 보고도 있습니다. 그러나 **지난 20년 동안 클라마스호수에서 수확한 남조류에 대한 모든 테스트에서 시아노박테리아 신경독소(cyanobacterial neurotoxins)가 발견되지 않았다는 점은 중요한 사실입니다.** 지금까지 발견된 유일한 시아노톡신은 마이크로시스틴-a 유형의 간 독소로서 마이크로시스티스(Mycrocystis)라고 알려진 다른 종류의 식물성 플랑크톤의 샘플에서만 나타났을 뿐입니다. 마이크로시스틴은 마이크로시스티스가 존재하는 경우에만 관련되어 있다는 것을 말하고 싶습니다. 마이크로시스틴(간독소)을 생성하는 AFA에 대한 보고는 지금까지 존재하지 않습니다.

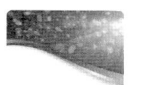

그럼에도 불구하고 다양한 시아노톡신을 확인하고 그 양을 측정하기 위해 다음과 같은 4가지 분석 방법(시료 검사)이 사용되고 있습니다:

① 신경독소 탐지를 위한 마우스 생물 분석(STX, 아나톡신−a)

② 신경독소를 억제하는 아세틸콜린에스터라제의 유무를 확인하기 위해 사용하는 분광법을 활용한 효소 분석(아나톡신−a)

③ 마이크로시스틴의 검출을 위한 효소면역 분석법(ELISA)

④ 마이크로시스틴의 검출을 위한 단백질 포스파타제 억제 분석법(PPIA)

위에서 소개한 테스트는 순서가 정해져 있습니다. 수확 시즌 동안 건조된 AFA는 450kg의 냉동 조류 보관 박스에 포장되어 품질 관리 및 추가 가공을 위해 공장으로 운반됩니다. 하지만 작업 일자에 따라 수확량이 20~300박스에 이르기까지 다양하게 나타날 수 있으므로 정확한 라벨 작업이 수반되어야 합니다. 그리고 각각의 박스에서 1kg의 샘플을 채취하며, 전체를 대변할 수 있는 샘플 수를 결정하기 위해 샘플링 검수 기법을 활용합니다. 냉동 혼합 샘플은 냉동 건조시키고 채로 걸러 균질화시킨 다음 분석 작업에 들어갑니다. 그리고 테스트 결과가 나올 때까지 모든 샘플 모집단은 냉동 상태로 유지합니다. 샘플이 테스트를 통과하면 해당 원료를 냉동 건조시킨 다음 캡슐이나 정제 형태의 최종 제품으로 가공하기 위해 이동됩니다.

품질은 가장 중요한 문제이므로, 몇 가지 더 언급하고자 합니다.

신경 독소 검사

두 종류의 남조류가 신경독소를 생성하는 것으로 보고되어 있습니다. 한 가지는 색시톡신을 생성하는 NH-5로써 클라마스호수에서 생산되는 AFA와는 다른 종류입니다. 나머지 하나는 신경독소(색시톡신과 아나톡신)를 생성하는 조류로써 시즌 초기나 AFA 수확이 시작되기 이전에 클라마스호수에서 소량 발생합니다. 따라서 유해한 신경독소가 있는지 확인하기 위해 AFA를 검사하는 일이 중요합니다.

클라마스호수에서 수확하는 조류에 신경독소(STX와 아나톡신-a)가 있는지 확인하기 위해 공인분석화학학회(AOAC)의 마우스 생물분석법을 활용합니다. 이 방법은 어패류의 STX를 조사하는데 대표적으로 사용되지만 표준 방법이 없는 남조류에 대해 이 방법을 적용하고 있습니다.

이 방법을 통한 STX 검출 기준은 건조 조류 1g당 3μg(마이크로그램)입니다. 조개류의 경우, STX가 인체에 우려를 초래할 수 있는 기준은 100g의 조갯살당 80μg입니다. 이것은 식사 한끼에 조개 100g이 포함된다는 것을 가정한 것입니다. 하지만 남조류의 경우, 1g당 3μg 정도만 포함하고 있기 때문에 한번에 27g(100캡슐에 해당)을 섭취해야 그러한 수준에 도달합니다2. 치사량은 이보다 6~13배 정도가 높습

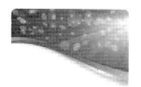

니다. 따라서 AFA 샘플의 경우, AOAC 마우스 생물분석에서 음성 반응이 나오는 경우 STX에 대한 우려는 전혀 없습니다.

아나톡신-a의 경우, AOAC 분석에 의한 검출 한계는 건조 조류 1g당 5㎍입니다. 이 신경독소에 대한 최저 독성 수준은 체중 1kg당 100㎍입니다. 따라서 독성 수준에 도달하기 위해서는 1g당 5㎍이 포함된 1.4kg의 조류를 섭취해야 합니다. 독성이 있는 AFA의 오염을 측정하기 위한 또 다른 분석 방법은 콜린에스테라아제의 활동에 대한 비색 정량방법(colorimetric determination)을 사용하는 것입니다. 이 방법은 아나톡신-a가 콜린에스테라아제 효소를 억제한다는 사실을 바탕으로 하고 있습니다. 효소가 충분하지 않은 경우 아나톡신-a를 검출할 수 있는 또 다른 방법이 있습니다. 그것은 바로 고성능액체크로마토그래피(HPLC)를 통한 형광검출법입니다.

지금까지 수십 년 동안 사용되어온 검사 방법에도 불구하고 클라마스호수에서 채취한 건조 AFA에서는 AOAC 마우스 생물분석이나 HPLC를 통해서도 시아노박테리아 신경독소가 검출되지 않았습니다. 바꾸어 말하면 우려할 사항이 전혀 존재하지 않는다는 것입니다.

간 독소 검사

클라마스호수에 서식하는 시아노박테리아는 2가지 위험 요소를 내포할 수 있습니다. 이들은 마이크로시스티스와 오살리토리아로써 모두 마이크로시스틴으로 알려진 간 독소를 생성하는 것으로 알려져 있습니다. 마이크로시스틴을 농축된 형태로 섭취하는 경우 간 손상이 초래되거나 심한 경우 사망으로 이어질 수 있습니다.

마이크로시스틴의 유무나 활동을 판단하기 위해 2가지 방법을 사용할 수 있습니다. 첫 번째 방법은 ELISA 면역분석법으로 간 독소의 함유 여부를 파악하는 방법입니다. 이 방법은 20여년 전에 추(Chu) 등에 의해 개발된 클론성 항체를 바탕으로 하고 있습니다3. 그러나 마이크로시스틴이 있다 해도 모두 활성을 띠는 것은 아닙니다. 따라서 실제 독성 여부를 파악하기 위해서는 마이크로시스틴이 일부 단백질 인산염 효소를 억제한다는 것을 전제로 개발된 두 번째 방법이 사용됩니다. PPIA 분석이라고 부르는 이 방법은 종양을 촉진하고 간 손상을 초래하는 독소의 억제를 측정하는 것입니다4. 이 분석 방법은 마우스 생물분석이나 HPLC 형광검출법보다 1000배 이상 민감합니다2. **분석 결과, 클라마스호수에서 채취되는 AFA가 생성하는 마이크로시스틴에 대한 보고는 전무합니다.**

오레곤주 농무부는 건조 중량을 기준으로 남조류 제품 1g당 1μg의 마이크로시스틴 안전 기준을 설정하고 있습니다. 이 양은 음용수에서 허용되는 WHO 가이드라인에 따른 것입니다. 이것은 우리가 보통 하루에 2리터의 물을 섭취한다고 가정했을 때 물 1리터당 1μg을 기준으로 한 것입니다.

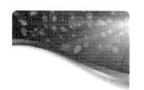

안전성

모든 의대생들은 히포크라테스 선서에서 따온 윤리 강령을 배웁니다. "무엇보다 먼저 해가 되지 않도록 하라!" 이 단순한 문장은 모든 형태의 의료 기술에 대한 가이드라인을 제시하는 기본 원칙으로 조류와 AFA와 같은 시아노박테리아에도 적용됩니다.

이 윤리 강령은 긁어 부스럼을 내느니 차라리 아무 것도 하지 말라는 의미로도 해석할 수 있습니다. 현실적으로 말하면 건강 전문가가 됐든 일반 소비자가 됐든 개개인은 모두 자신이 선택하는 것에 대해 지속적으로 위험/편익 분석(Risk-Benefit Analysis)을 해야 한다는 것입니다. 모든 임상 절차나 약품의 제조, 보조제 또는 대체/보완의학에는 그에 따른 위험과 편익이 동시에 존재합니다. 우리는 항상 위험과 편익 사이의 균형이 유지될 수 있도록 해야 합니다. 그것이 바로 최상의 지혜라고 말할 수 있습니다.

지금까지 AFA와 관련하여 품질 보증에 활용되는 기본적인 분석 방법에 대해 언급했으며, 가장 중요한 오염물질이 간 독소인 마이크로시스틴이라는 것도 말씀드렸습니다. 보다 더 정확히 표현한다면 마이크로시스틴은 고리형 펩티드(cyclic peptide) 물질로서 식물과 동물, 그리고 인간에게 독성을 초래할 수 있습니다. 마이크로시스틴을 섭취하면 담즙을 통해 간으로 이동하여 축적되고, 단백질 인산효소(간 효소 억제)와 결합하여 세포 제어 과정을 방해합니다. 이것은 심각한 문제로 이어질 수 있습니다. 따라서 AFA가 마이크로시스틴에 의해 오

염되어 있는지 확인하기 위해서는 완벽한 위험/편익 분석을 거쳐야
합니다.

그렇다면 마이크로시스틴이 가지고 있는 진정한 위험은 무엇일까
요?

우선 한가지 밝혀 둘 것은 수많은 사람들이 지난 30년 동안 **클라마
스호수에서 채취한 남조류를 섭취한 후 마이크로시스틴 독성을 경험했다는 보
고는 전혀 없었습니다.** 이 남조류는 1966년에 클라마스호수에서 번식하
는 것이 관찰되면서 관심을 끌었습니다. 오하이오주 데이튼에 소재한
라이트주립대학교 생물학부 웨인 카미첼 박사, 매사추세츠 소재의 우
즈홀 해양학 연구소(Woods Hole Oceanographic Institution) 생물
학부의 도널드 앤더슨 박사와 주민들의 건강을 우려한 오레곤주 보건
부(OHD) 관리들이 상황을 검토하였습니다.

당시에 마이크로시스틴에 대해서는 개별 연구를 바탕으로 수립된
몇 가지 가이드라인이 있었으며, 종합적인 위기 분석을 위해 일리노
이대학교에 무제한 자금이 지원되었습니다. 이 분석 작업은 남조류의
마이크로시스틴 오염과 관련된 위험을 정확하게 평가하기 위해 300
여 건의 과학 간행물을 검토하는 작업을 포함하고 있었습니다. 위험
분석이 끝난 후, 마이크로시스틴의 안전 기준은 건조된 조류 1g당 10
μg으로 수립되었습니다. 또한 그레이 플램 박사(워싱턴 DC에 소재한
USFDA의 독물학 책임자 역임)는 독립된 위험 평가를 실시하고 마이
크로시스틴의 안전 기준을 g당 5μg으로 결론 지었습니다. 이 수치는

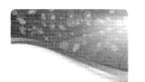

카미첼 박사가 안전성 검토 작업 후에 서면으로 작성한 보고서의 내용과 일치하는 수준이었습니다.

그럼에도 불구하고 오레곤주 보건부는 매우 신중한 태도를 보이며 마이크로시스틴의 최대 허용량을 1g당 1㎍으로 정했습니다. 동물 실험을 바탕으로 했을 때의 안전치는 1일 기준으로 2500~6000㎍입니다. 바꾸어 말하면 최대 허용량이 동물 실험에서 안전한 것으로 판단되는 수준의 1/1000이라는 것을 뜻합니다. 이것으로 짐작컨대 간 손상은 수립된 안전 기준의 만 배를 초과하는 경우에만 예상할 수 있습니다. **이것은 일반인이 하루에 5,000개의 캡슐을 사용할 때나 가능한 수준입니다.**

한편, 현재 활용되는 첨단 수확 방법은 지난 장에서 설명한 것처럼 AFA만 분리 추출합니다. 또한 업계에서 사용되는 다양한 품질보증 대책을 바탕으로 AFA의 품질을 엄격하게 검사하여 섭취가 편리한 형태로 가공됩니다.

그렇다면 결론은 무엇일까요? **마이크로시스틴은 다른 상황에서는 간에 독성을 초래할 수 있습니다. 하지만 남조류의 경우 마이크로시스틴은 안전 기준인 1g당 1㎍ 미만으로 유지되므로 위험은 실질적으로 전무하다고 말할 수 있습니다.**

누구든지 독성이라는 단어는 입에 올리기 싫어하며 독성에 노출되는 것은 더더욱 싫어합니다. 그러나 그 누구도 독성을 피해갈 수 없는 것도 사실입니다. 실제로 독소는 우리가 호흡하는 공기, 우리가 매일 먹고 마시는 음식과 물 등 어디에나 존재합니다. 우리는 잠재적인 위험을 수반하는 미생물, 천연 유독성 물질, 중금속이나 기타 유해한 화학 물질에 포위되어 있습니다. 그러나 걱정만 해서는 안됩니다. 다시 말씀드리지만 각각의 독성 물질에 대한 정확한 기준을 아는 것이 중요합니다.

정기적으로 식품과 관련된 문제를 조사하여 엄격한 건강 규정을 수립, 시행하고 있는 당국의 노력에도 불구하고 음식으로 인한 질병(주로 식중독)은 미국 전역에서 비일비재하게 발생합니다. 음식을 통한 일부 질병은 취급이나 조리 또는 보관 방법이 적절하지 못해 발생하는 것입니다. 따라서 보건위생 측면에서 손을 깨끗이 씻는 것이 중요합니다. 그러나 많은 질병이 화학물질, 살충제, 첨가제, 중금속이나 약품으로 오염된 음식으로 인해 생기는 것입니다.

가장 흔한 박테리아 병원균에는 캄필로박터(Campylobacter jejuni), 가스괴저균(Clostridium perfringens), 살모넬라균(Salmonella spp.), 장출혈성대장균(Enterohemorrhagic E.coli)과 여행자 설사를 초래하는 일반 대장균이 포함되며 이외에도 무수합니다. 선진국에서 식중독의 원인 중 삼분의 일을 초래하는 바이러스에 대해 생각해보십시오. 또한 음식 자체에 있는 기생충과 기타 미생물도 즐비합니다.

아플라톡신(견과류와 씨앗류)과 같은 마이코톡신, 파툴린(과일), 트

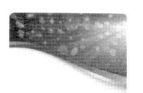

리코티신(옥수수, 밀과 쌀) 등도 있습니다. 일부 식품(주로 식물성)은 천연 독소를 포함할 수 있습니다. 이들은 생존을 위한 방어 차원에서 이러한 독소를 생성하는 것입니다. 동물처럼 생존을 위해 도망칠 수 없으므로 독성이 있는 알칼로이드나 기타 화학성분을 통해 적을 물리칩니다.

우리는 많은 농산품에서 살충제 성분이 검출된다는 사실에 대해 우려하고 있습니다. 물고기도 중금속(수은과 납)에 노출되어 있습니다. 이러한 문제는 현지에서 생산된 식품은 물론 해외에서 수입된 식품에 이르기까지 광범위하게 나타날 만큼 검사 기준이 기대에 미치지 못한다는 점으로 확인되고 있습니다. 우리가 이러한 문제에 더 많이 집중할수록 더욱더 암울한 생각을 갖게 됩니다. 하지만 우리가 받아들일 수 밖에 없는 현실은 **건강에 부정적인 식품 성분은 음식의 종류만큼이나 다양하다**는 점입니다. 클라마스호수의 시아노박테리아에서 발견된 마이크로시스틴에 의한 오염도 새롭거나 특별한 것이 아닙니다. 또한 현실에 입각하여 말하자면 그다지 심각한 것도 아닙니다.

식품 오염 문제로 인해 미국에서 매년 5천만 건의 질병이 발생하여 10만명이 병원 신세를 지고 3천명 이상이 사망합니다5. 식품 오염은 엄청난 사회적, 경제적 긴장을 초래합니다. 또한 의료비용과 기회비용으로 인한 손실이 매년 400억 달러로 추산됩니다. 이러한 문제는 결코 하찮은 것이 아닙니다.

지금까지 언급된 내용들을 고려해볼 때, 음식의 안전과 관련된 우려는 음식에 존재하는 독성 물질의 존재와 같은 질적인 문제가 아니라, 양적인 측면과 관련되어 있습니다. 즉, 독성 물질이나 기타 오염 물질의 실제 함유량이 문제입니다. 문제는 안전 기준과 관련되어 있습니다. **실제로 특정 화학성분이 안전기준수치 밑으로 음식에서 검출되는 경우에는 그 음식은 적어도 해당 화학성분과 관련해서는 안전한 것으로 간주됩니다.** AFA에 함유되어 있는 마이크로시스틴도 같은 논리가 적용됩니다. **지난 수십 년 동안 AFA를 함유한 보조제 사용으로 인해 발생한 유독성 문제에 대한 보고가 전무하다는 것 자체가 더할 나위 없는 안전성의 증거라고 말할 수 있습니다.**

독성

그러나 그것만으로는 충분하지 않습니다. 미국 식약청과 OECD 같은 국제 단체는 인체 사용을 위한 '안전식품(GRAS)'으로 등록하기 위해서는 독성 검사를 의무화하고 있습니다. GRAS 지정을 위해서는 설치류 동물을 대상으로 수행되는 장단기 독성 연구를 통해 제품의 안전성을 입증해야 합니다(물론 이러한 목적을 위한 인체 실험은 윤리적으로 허용되지 않습니다).

AFA 추출물에 함유된 아급성 독성(최대 14일)과 아만성 독성(최대 90일)에 대해 어배너에 소재한 일리노이대학교의 수의과대에서 쥐를 대상으로 한 연구가 수행되었습니다[6,7].

아급성 독성 연구의 경우, 수컷과 암컷 각각 12마리의 쥐로 구성

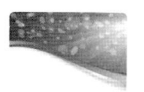

된 그룹에 5% 글리세린 수용액(통제집단)이나 5%의 글리세린 수용액에 혼합한 AFA 600mg/kg을 2주 동안 위관을 통해 경구 투여했습니다. 그리고 2주 동안 관찰했습니다. 연구자들은 AFA 투여가 행동, 음식과 물의 섭취, 성장 및 생존에 어떤 영향을 미치는지 관찰했습니다. 투여 및 관찰 기간이 종료된 후 분석한 결과 실험집단과 통제집단 사이에는 혈액종양, 임상화학과 관련한 중요한 변수에서 결손이 발생하지 않았습니다.

연구담당자들은 아만성 처치 후 피실험 동물(Wistar rat)에게 AFA 추출물을 최대 허용치의 20배 수준으로 투여해도 부정적인 영향이 나타나지 않았다고 보고했습니다.

그 이듬해에 수행된 후속 연구에서, 동일한 연구 그룹이 동일한 AFA에 대해 아만성 독성 연구 결과를 발표했습니다. 연구 설계 및 프로토콜은 유사했지만 이번에는 실험대상인 쥐에게 각각 5% 글리세린 수용액(통제집단)이나 5%의 글리세린 수용액에 혼합한 AFA 20mg/kg을 90일 동안 위관을 통해 경구 투여했습니다. 장기간 투여 후의 결과도 두 집단에서 모두 동일하게 나타났습니다. 연구담당자들은 다시 최대 허용량의 7배에 달하는 AFA 투여가 아만성 처치 후 쥐에게 부정적인 영향을 끼치지 않는다고 결론 내렸습니다[7].

종양의 성장을 촉진시키지 않음

지금까지 논의한 내용으로 보면 AFA가 식품이나 보조제의 기준을 충족시키고 있다는 점이 명백합니다. 그러나 AFA는 특별한 점을 가지고 있습니다. 그것은 바로 AFA가 골수줄기세포(BMDSC)를 증가시킨다는 점입니다. 줄기세포는 이미 앞에서 본 것처럼 만능이므로 정상적인 제어가 안되는 경우 증식이나 분화가 이루어지면서 종양으로 발전할 수 있습니다. 그리고 종양은 말초혈관에 있는 줄기세포를 유인하여 혈관질을 증가시키는 경향이 있습니다. 따라서 골수줄기세포는 새로운 혈관을 형성하여 기존의 종양이 진행되는 것을 촉진할 수 있습니다. 실제로 종양의 성장률은 새로운 혈액의 공급과 밀접하게 관련되어 있으며, 혈액 공급은 순환하는 골수줄기세포에 의해 증가될 수 있습니다. 내피전구세포를 종양의 맥관 구조에 통합시키는 경우 종양이 성장한다는 것은 이미 확인된 사실입니다.

AFA의 사용을 통해 순환 줄기세포의 수를 증가시키는 경우 순환 줄기세포가 종양 맥관 구조에 영향을 미치고 이에 따라 종양의 성장을 촉진한다면, 결국은 AFA가 종양의 성장을 촉진하는 것이라고 말할 수도 있을 것입니다. 따라서 다음과 같은 문제가 제기될 수 있습니다: AFA의 섭취가 종양의 생성이나 성장으로 이어질 수 있을까? 이 질문은 일리노이대학교 수의생명공학부와 캘리포니아 샌디에이고에 소재한 항암연구소에서 다루어졌습니다. 연구담당자들은 NIH의 실험동물 사용과 관리에 대한 가이드라인을 적용하여 쥐에 인간의 동소이식 유방암을 생성했습니다[8]. 쥐들은 통제집단과 실험집단으로 균등

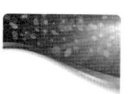

하게 나뉘었으며, 모든 쥐들에게 MDA-MB-435-GP 유방암을 가슴 지방체에 직접 이식했습니다. 실험집단의 경우, 6주 동안 PBS에 용해된 AFA 추출물을 매일 300mg/kg씩 위관을 통해 경구 투여했습니다. 통제집단의 쥐에게는 PBS만을 투여했습니다. 그리고 전신 형광 이미징 기법을 활용하여 종양의 성장을 관찰하였습니다. 그리고 연구가 끝난 시점에 종양을 추출하여 무게를 측정하였습니다.

어떤 결과가 나타났을까요?

결과는 놀라움 그 자체였습니다. AFA를 투여하는 시점에서는 두 집단 모두 종양과 관련된 지표가 통계학적으로 동일했습니다. 그러나 AFA를 투여받은 실험집단에서는 종양의 성장이 통제집단보다 완만하게 나타났습니다. 6주 후 통제집단에서는 종양이 40% 증가했으며, 실험집단에서는 35% 감소했습니다. 바꾸어 말하면, AFA을 투여받은 집단이 종양의 성장을 촉진하는 것이 아니라 오히려 인체 MDA-MB-435 유방암의 성장을 감소시켰습니다.

연구담당자들은 종양의 성장 감소가 발생한 이유에 대해 이렇게 추측합니다. 가능한 이유는 3가지가 있습니다. 먼저, 줄기세포가 종양 조직으로 이동하여 사이토킨에 의해 유도된 후에 증식 및 분화를 통해 목표 조직에 이주하여 세포 분열을 억제하는 신호를 생성합니다. 둘째, AFA 추출물은 항산화 효과, 항염 효과 및 항암 효과를 발휘하는 광합성 청색 피코시아닌을 함유하기 때문입니다[9]. 셋째, 종양의 성장을 억제하는 NK세포의 활동 및 이동을 촉진하는 것으로 알려진

AFA의 다당류 성분 때문일 수 있습니다. 가능한 메커니즘이 무엇이든 간에 AFA 추출물은 적어도 단일 종양의 경우 그 성장을 억제합니다. 다시 말하면 AFA는 우리가 원하는 올바른 방향으로 가고 있음을 말해주는 결과입니다.

선진 사회에서는 AFA를 통한 새로운 방향이 시도되고 있습니다. 그리고 이러한 움직임은 나이가 비교적 젊은 베이비붐 세대들의 '웰니스 운동'을 통해 가속화 되고 있습니다. AFA와 줄기세포 뉴트리션 덕분에 전체적인 웰니스 개념이 변화되고 있습니다. 그것이 바로 이 책의 마지막인 4부에서 논의될 내용입니다. 다음 장으로 진행하기 전에 먼저 지금까지 논의했던 내용에 대해 간단히 요약하겠습니다.

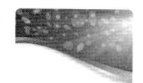

제3부 요약

10대 핵심 포인트

1. 인간의 정상적인 삶에 필요한 필수 요소들을 공급해주는 일이 자연이 가지고 있는 본질입니다. 하지만 모든 천연 공급원이 항상 매력적인 색상과 구미를 당기는 형태로 존재하는 것은 아닙니다. 일부 공급원은 처음에는 시도되지 않다가 마지막에 가서야 인체 사용이 정당화되는 평범한 것입니다. 조류가 바로 그러한 범주에 속합니다.

2. 수백 년 동안 다양한 조류가 전 세계 다양한 지역에서 음식으로 사용되어 왔습니다. 그리고 일부는 전통 의학에서 치료제로도 사용되었습니다. AFA는 최근에 혁신을 일으키고 있는 식이성분입니다.

3. 식용 해초(대형조류)는 특히 동남아시아를 중심으로 광범위하게 사용되었으며, 그 중 가장 흔한 것은 김, 다시마, 미역입니다.

4. 최근에는 미세조류(시아노박테리아)가 광범위하게 사용되고 있습니다. 그들은 식품 공급원으로써는 물론 건강 증진 혜택으로도 잘 알려져 있습니다. 이 중 세 가지가 스피루리나, 클로렐라와 AFA입니다.

5. AFA는 오레곤주의 어퍼클라마스호수에서 매년(5월~10월) 거의 무한대로 번식합니다. 이 호수는 미국에서 가장 큰 호수 중의 하나이

며, 주변의 습지와 샘에서 영양소를 지속적으로 공급받습니다. 강우와 일조량이 풍부한 청정 수역이 AFA가 번식하기에 이상적인 환경입니다.

6. 현대적인 기술이 AFA를 선별적으로 수확할 수 있도록 해주고 있습니다. AFA는 현장에서 농축된 후 품질을 보존하기 위해 냉장 시설에 보관한 후 뭍에 있는 공장으로 이동됩니다.

7. 원심분리 장치와 여과기를 사용한 특허 기술이 AFA의 중요 성분인 L−셀렉틴 차단제를 농축시키도록 해줍니다.

8. 혁신적인 건조 방법이 열 전달 및 물의 특징을 사용하여 AFA 농축물로부터 수분을 제거합니다. 이것이 건조한 플레이크 막을 남기며, 마지막으로 정제/캡슐 형태의 보조제 제조 공정으로 넘어갑니다.

9. 어퍼클라마스호수에서 수확한 AFA는 주기적으로 품질 검사를 받습니다. 품질 검사는 오염을 초래하는 물질, 간 독소(특히 마이크로시스틴), 미생물, 중금속, 살충제 등이 그 대상입니다.

10. 지난 수십 년 동안 광범위하게 사용됐음에도 불구하고 남조류 사용과 관련된 독성에 대해서는 단 한 건의 보고도 없다는 것이 AFA의 품질 및 안전성을 말해줍니다. 동물에서 급성 독성과 만성 독성에 대한 실험이 그것을 입증해주었습니다.

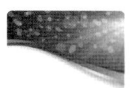

줄기세포 뉴트리션은 앞으로 다가올 미래에 웰니스 원칙을 이해하고 실천하는 일에 변화를 줄 것입니다. 따라서 다음 8장에서는 줄기세포 뉴트리션과 줄기세포의학 사이의 차이를 엄격하게 규명하고, 삶과 건강에 대한 적절한 접근법으로써 웰니스에 적용하는 문제를 논의하고자 합니다. 그리고 9장에서는 건강과 줄기세포에 영향을 미치는 다양한 요소를 아우르는 '웰니스 라이프스타일'에 대해 논의하고자 합니다.

마지막으로 '줄기세포에 대한 미래'를 전망하는 것으로 이 책을 마무리하고자 합니다. 줄기세포 뉴트리션이 인체의 정상적인 복원 시스템을 현저하게 강화시켜준다는 점이 이것을 미래의 웰니스 솔루션으로 사용하기에 매우 이상적인 선택이라는 사실을 말해주고 있습니다.

제4부. 웰니스의 전환
(The Wellness Transformation)

8장 · 웰니스, 뉴트리션 & 의학

9장 · 줄기세포 라이프스타일

10장 · 줄기세포의 미래

(제4부 요약 10대 핵심 포인트)

전환 (Transformation) | 새로운 것이나 다른 것이 되는 행동이나 과정: 내용이나 특성의 변화: 새로운 본질이나 상태를 나타냄

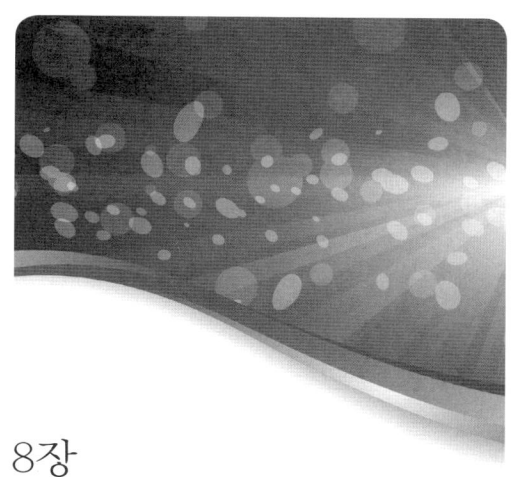

8장
웰니스, 뉴트리션 & 의학

이 책 전체를 걸쳐 우리는 일관적으로 '웰니스나 건강의 최적화'에 대해 언급하고 있습니다.

이 두 가지 개념은 넓은 범위에서는 상호 교차적으로 사용되고 있으며, 이 책의 궁극적인 주제이기도 합니다.

1970년대에는 서구 문화에서 몇 가지 트렌드가 함께 나타났습니다. 무엇보다 기술이 식품과 뉴트리션 산업에 미치는 영향이 증가했습니다. 그리고 새로운 진단 방법, 새로운 외과 시술 및 새로운 치료약과 치료법으로 인해 의료 기관에 대한 환상이 생기기 시작했습니다. 이러한 전개 상황에도 불구하고 주요 만성 질환은 수그러들지 않았으며 바람직하지 못한 라이프스타일로 인해 질병이 전염병처럼 퍼지게 되었습니다. 환경과 음식을 포함한 천연 공급원에 대한 새로운 인식을 바탕으로 '기본으로 돌아가자'는 움직임도 생기기 시작했습니다.

삶을 축복하고 몸과 마음, 그리고 영적인 조화를 강조하는 모습도 나타났습니다. 이러한 요소들이 결합되어 '웰니스 철학'이 등장했으며, 서구 문화 전체에 널리 확산되었습니다.

지난 세기의 전환기에 이루어진 웰니스 운동은 현대 건강 과학에서 4가지 중요한 원칙을 강조했습니다. 이러한 원칙은 문화를 변화시키고 풍요로운 산업 사회에서 최상의 건강을 실현하는데 일조했습니다.

첫 번째 웰니스 초점은 **'개인적인 책임'**이었습니다. 과거에는 의사를 포함한 건강서비스 종사자의 능력이 증가함에 따라 '건강 관리'의 책임을 '의료 서비스' 제공자에게 떠넘기려는 경향이 있었습니다. 인체에 문제가 발생하면 의사나 병원을 방문함으로써 손쉽게 해결할 수 있다는 그릇된 생각으로 '자기 관리'에 대한 책임을 소홀히 하는 경향이 있었습니다. 그리고 다시 상태가 악화되면 병원에 며칠 입원하여 최상의 의료 서비스를 제공받으면 나아질 것이라고 생각했습니다. 또한 의료 상황을 해결할 수 있는 마법의 약품이 있었으며, 그것이 실패하면 외과 시술이 인체의 구조나 기능을 복원시켜주었습니다. 그리고 마지막 보루로 장기 이식도 있었습니다.

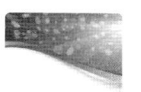

그러나 그것은 자멸의 패러다임이었습니다. **의사들은 환자들이 스스로 해결해야 하는 일은 결코 해줄 수 없습니다.** 다시 말하면 궁극적으로 건강을 결정하는 것은 개개인의 행동인 것입니다. 우리가 향유하는 건강의 질은 매일매일의 라이프스타일이 누적된 결과입니다. 흡연, 약물이나 알코올 남용, 운동 부족, 좌식 생활, 수면 부족, 정크 푸드, 위험스러운 성행위, 위험한 운전, 부정적인 태도, 미흡한 스트레스 관리 같은 부정적인 건강 요소를 피하는 것은 아무도 대신해줄 수 없습니다. 의사의 권고를 충실히 따르는 것도 환자의 협조가 필요합니다. 의사들은 환자의 삶을 대신 살아줄 수도 없으며 설령 가능하다 하더라도 그렇게 해서는 안됩니다. 의료적 지원과 카운셀링에는 분명한 한계가 존재하며, 환자들은 반드시 개인적인 책임을 감당해야 합니다.

웰니스의 개념은 그러한 개인적 책임에 초점을 맞추고 있습니다. 최적화된 건강은 최상의 라이프스타일 선택으로 이어지는 개인의 인식 및 책임감으로부터 시작되어야 합니다. **우리는 우리가 먹는 음식의 결과물입니다. 그리고 바람직한 라이프스타일은 건강한 삶에 기여합니다.** 그것을 대체할 만한 것은 아무것도 없습니다. 웰니스 운동은 이러한 인식의 변화를 필요로 합니다.

두 번째 웰니스 초점은 **치료보다는 예방을 우선시하는 새로운 인식**입니다. 그 누구도 예방이 현재 우리가 직면하고 있는 건강 위험에 대한 궁극적인 해결책이라는 것을 부인하지 못합니다. 예방은 삶의 질과 장수를 지향하는 개개인에게 가장 좋은 접근 방법입니다. 또한 엄청난 건강관리 비용을 줄이기 위한 가장 경제적인 대안이 될 수 있습니다. 그리고 의료 종사자들이 추구하고자 하는 윤리적 목표입니다.

의학은 급성위기 상황에 대처하는데 강력한 효과를 발휘합니다. 응급병동에서 매일매일 벌어지고 있는 감동적인 스토리가 그러한 사실을 말해주고 있습니다. 의학은 또한 환자가 치료 불가능한 질병을 안고 살아가야 할 때 만성적인 증상을 완화시켜주고 사망률을 감소시키는데 중요한 역할을 수행합니다. 또한 삶의 마지막 순간에도 의학은 고통을 덜어주고 '존엄한 죽음'을 위해 편안한 연명 치료를 제공해줍니다.

그러나 우리의 기대와 상상을 초월하는 이러한 정교한 의료서비스는 이러저러한 이유로 환자가 건강이라는 절벽에서 뛰어내린 후 막다른 지점에 도달해서야 제공됩니다. 의료전문가들은 벼랑 끝에서 소생, 안정, 치료와 회복 노력을 수행합니다. 하지만 환자들은 다시 절벽에서 벼랑 밑으로 뛰어내리는 행동을 반복하여 결국 의료시설로 되돌아 오는 경향이 있습니다.

웰니스 운동은 예방에 대한 새로운 인식을 위한 외침입니다. 의학 및 의료 기술은 중요한 진보가 있을 때마다 인간에게 엄청난 영향을 발휘해왔습니다. 위생 개선, 안전한 식수원, 규칙적으로 손 씻는 습관, 개선된 주거 환경, 백신의 개발 및 사용으로 인한 결과를 생각해 보십시오. 이러한 예방 조치가 수많은 사람들의 목숨을 건졌습니다. 그러나 우리가 근대 의학의 성공과 서구 문화의 풍요로움을 자축하는 동안 너무나 많은 사람들이 의료 서비스가 건강 관리 소홀과 어리석

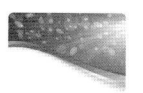

은 행동을 해결해줄 수 있을 것이라고 생각했습니다. 회복과 치료에 대해 찬사를 보내는 동안 건강에 대해서는 경계를 게을리했던 것입니다.

건강 분야에서 예방은 그 무엇보다 우선적인 대안입니다. 책임있는 개개인은 매일매일 질병의 영향을 줄일 수 있는 라이프스타일에 대해 생각합니다. 웰니스는 이러한 일을 집착에 가까울 정도로 실천할 것을 요구합니다. 그것이야말로 질 높은 삶을 추구하는데 초점을 맞춘 사람들이 선택할 수 있는 최상의 솔루션이기 때문입니다.

웰니스 운동이 강조하는 세 번째 초점은 **천연 솔루션**입니다. 삶의 모든 영역에 광범위하게 영향을 미친 과학과 기술은 필연적으로 부정적인 결과도 함께 동반했습니다. 과학 기술의 발전은 대부분 인간에게 우호적이지만 의도치 않은 문제를 초래하기도 합니다. 이러한 현상은 물리적 환경은 물론 건강 분야에서도 마찬가지입니다. 웰니스에 대한 초점은 음식 첨가물, 오염된 식수원, 대기오염, 약품의 부작용, 잘못된 의료 관행, 의원성 질환과 같은 문제를 부각시켰습니다. 이에 따라 응용 과학과 기술에 대한 불신이 생겨났습니다. 그리고 대안을 찾고자 하는 시도는 전통 치료법이나 대체 치료법의 재등장으로 이어졌습니다. 그리고 일부는 그 우수성을 인정받아 점차 확산되게 되었습니다.

이것은 '건강 식품', '천연 식품'이나 '유기농 식품'의 부활로 이어졌습니다. 그리고 산업화된 식재료의 영양 결핍을 보충할 수 있는 보조제가 널리 사용되게 되었습니다. 허브를 포함한 천연 성분의 전통적인 사용 방법에 대해서도 연구가 활발하게 이루어졌습니다. 또한 건강에 대한 새로운 인식이 피트니스 센터, TV 운동프로그램이나 사람들을 활발하게 움직이도록 하는 다양한 프로그램의 개발로 이어졌습니다. 한편 명상, 요가, 최면, 침술, 마사지 등을 포함하여 상당수의 동양 치료법이 서구에서 새롭게 받아들여지기 시작했습니다. '웰니스 운동'은 현대 의학과 기술이 가지고 있는 인위적 성격과는 달리 외과 시술을 사용하지 않는 예방에 초점을 맞추었습니다.

건강에 대한 '웰니스 접근법'이 강조하는 네 번째 원칙은 **개인 통합**에 대한 것입니다. 현대 의학이 전문화되면서 전인적(全人的) 인간에 대한 개념이 소홀히 다뤄지기 시작했습니다. 따라서 인체는 부분적인 기능이 결합된 것으로 인식되었습니다. 그 결과 인체의 각 부분은 현미경을 통해 자세하게 해부되었지만 '나무를 보고 숲은 보지 못하는' 본질적인 위험을 간과했습니다. 웰니스가 반대 방향으로 움직이고 있었던 것입니다. 개개인은 하나의 통합된 단위로서, 인체는 여러 부분이 결합되어 온전한 하나를 구성합니다. 따라서 건강은 모든 부분이 조화롭게 기능하는 것을 의미합니다. 더 나아가 온전한 인간은 인체, 마음과 영혼으로 구성되어 있으며, 각 부분이 다른 부분에 영향을 미칩니다. 따라서 건강의 모든 측면이 동시에 다뤄질 때 웰니스를 경험할 수 있는 것입니다. **21세기에는 웰니스에 시너지효과를 발휘할 수 있는 설계가 필요합니다.**

지난 수십 년 동안에 적어도 북미 지역에서는 웰니스 운동이라고

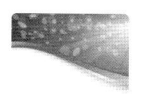

불리는 자발적이고 비조직적인 현상이 건강 관리의 흐름을 변화시켰습니다. 수백만 명의 사람들이 건강과 웰니스에 대해 새로운 접근 방법을 인식하고 그것을 실천에 옮기기 시작했습니다. 이러한 웰니스 선구자들은 매일매일의 라이프스타일에 책임감을 느끼고, 건강을 증진시키는 선택과 습관을 통해 질병을 예방하는 일에 초점을 맞추었습니다. 그들은 온전한 인간으로서 삶의 질을 최적화시키는데 도움이 되는 천연 솔루션을 추구했습니다. 또한 최상의 삶을 경험하는 일에 초점을 맞추고, 최선의 노력에도 불구하고 다른 모든 것이 효과가 없을 때만 '대증 요법(對症 療法)'에 의존했습니다.

만일 웰니스가 최근에 진행되고 있는 건강관리의 접근 방법에 변화를 유발시켰다면 줄기세포 뉴트리션은 이러한 현상을 강력하게 촉진시켜줄 새로운 기회를 제공합니다. 인체의 자연 재생 시스템은 골수로부터 자발적으로 방출되는 줄기세포가 인체 조직과 장기를 치료, 복원시킨다는 사실과 관련되어 있습니다. 이러한 발견은 건강이 내부로부터 어떻게 유지되어야 하는지에 대한 새로운 이해를 꾀할 수 있도록 해주었습니다. 줄기세포 뉴트리션과 같은 천연 식이요법이 비교적 완만하지만 유의미한 방식으로 정상적인 세포 재생을 촉진시킨다는 사실은 놀라운 일이었습니다. **줄기세포 뉴트리션은 예방을 실천할 수 있는 새로운 가능성을 제시하고 있으며, 매우 자연스러운 방식으로 전반적인 인체 건강에 영향을 미칩니다.** 그것이 웰니스를 위한 새로운 기회입니다.

뉴트리션과 의학

웰니스와 의학을 둘러싸고 이루어지고 있는 모든 쟁점 중에서 뉴트리션 보조제의 효과가 가장 흔한 논쟁거리일 것입니다. 수천 년 전에 히포크라테스가 '음식이 약이 되고 약이 음식이 되게 하라'고 말한 것처럼 음식의 역할은 제아무리 강조해도 지나치지 않습니다. 간단히 말해, 우리는 우리가 먹는 대로 되는 것입니다. 물론 뉴트리션이 규칙적이고 적절한 건강 검진 노력을 무시하는 행위를 정당화시켜주지는 못합니다. 명확한 진단 결과를 무시하거나 입증된 치료 결과를 소홀히 하는 것은 현명하지 못한 행동입니다.

모든 상황에서 합리적이고 책임감 넘치는 접근 방법이란 뉴트리션과 의학을 동시에 고려하는 것입니다. 우리는 항상 이러한 두 가지 측면을 활용한다는 분명한 목적을 가지고 종합적으로 판단하고 행동해야 합니다. 이러한 점에서 두 가지 질문이 제기될 수 있습니다. 첫 번째는 "어떠한 천연 제품, 식품이나 가공 식품을 섭취하는 것이 현재는 물론 미래에도 건강과 웰니스 경험을 극대화시켜 줄 수 있을까?"입니다. 두 번째 질문은 "어떻게 하면 현재는 물론 미래에도 입증된 과학을 바탕으로 최상의 의료 기술과 치료를 적용하여 나의 증상을 완화시키고 신체 컨디션을 개선시킬 수 있을 것인가?"입니다. 이 두 가지 질문에 대한 대답이 모든 사람, 모든 장소, 모든 시간대에 걸쳐 최적의 건강을 향유하는 것과 직접적으로 관련되어 있습니다.

그것은 계속해서 강조할 만한 가치가 있는 기본적인 접근 방법입니다. '뉴트리션과 의학'은 우리가 앞으로 추구해야 할 실질적인 접근방

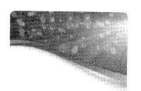

법입니다. 그것이 건강 관리의 미래입니다.

그러나 어떤 사람들은 잘못된 양분법을 적용합니다. 뉴트리션과 의학은 일차적으로 예방을 실천할 때만이 정당화될 수 있습니다. 이것은 질병과는 별개의 문제입니다. 완벽한 건강상태에서 뉴트리션은 보호 및 방어 기능을 수행하며, 최적의 건강을 구축, 유지해줍니다. 건강에 좋은 뉴트리션은 항상 일차적 예방에 필수적인 역할을 수행합니다. 우리는 뉴트리션의 중요성을 결코 무시해서는 안됩니다. 그러나 바람직한 뉴트리션의 섭취에도 불구하고 질병이 찾아 왔을 때는 의학이 우리가 선택할 수 있는 적절한 대안입니다. **뉴트리션은 가정에서도 중요하고 병원에서도 중요합니다. 하지만 응급실에서는 거의 필요가 없습니다.**

긴급한 의학 처치를 대신해줄 수 있는 것은 어디에도 없습니다. 우리는 숙련된 의사와 급성 환자를 돌보는 의료서비스 요원들에게 감사해야 합니다. 그들은 놀라운 효율로 매일 기적적인 결과를 만들어 내고 있습니다. 만일 뉴트리션이 예방에서 일차적 역할을 한다면 의학은 급성 질환에서 빼놓을 수 없는 일차적 대응 방법입니다.

우리는 두 가지 경우를 생각해볼 수 있습니다. 뉴트리션은 최상의 건강 상태를 유지시켜준다는 점에서 일차적 예방에 포함시킬 수 있습니다. 하지만 뉴트리션은 급성 질환이 있는 경우에는 적합하지 않습니다. 이 때에는 의학이 유일한 대안입니다. 따라서 모든 상황에서 가장 책임있는 라이프스타일은 보조제를 포함한 최상의 뉴트리션 섭취와 첨단 의료 서비스를 선택하는 것입니다.

이것이 일반적으로 뉴트리션이 처해 있는 상황입니다. 그리고 이제 줄기세포 뉴트리션을 응용할 수 있는 시대가 도래했습니다. 줄기세포 뉴트리션은 일차적 예방의 수단으로 현명한 라이프스타일 선택이 될 수 있습니다. 줄기세포 뉴트리션은 건강 상태가 매우 좋은 경우에도 이미 입증된 AFA 유도 제품을 식단에 추가함으로써 순환 줄기세포의 수를 증가시킬 수 있습니다. 기타 천연 줄기세포 촉진제도 매일같이 진행되는 조직 재생 과정에서, 도움이 필요한 조직으로 이동하는 순환 줄기세포를 증가시킴으로써 재생 과정을 지원할 수 있습니다. 바로 이것이 최적의 건강 구축을 위한 핵심 요소입니다.

조직의 기능 부전을 의심할 수 있는 불편감이 있거나 만성 질환이 이미 진행 중인 경우에도 줄기세포 뉴트리션이 중요한 지원을 담당할 수 있습니다. 즉, 줄기세포 뉴트리션이 증상을 완화시킬 수 있습니다. 그 이유는 지속적으로 골수에서 특정 조직으로 더 많은 줄기세포를 이동시킴으로써 기능 부전과 마모된 조직이 재생되기 때문입니다. 줄기세포 뉴트리션은 증상을 완화시키고 건강과 웰니스를 복원시킬 수 있는 천연 식이요법입니다.

그러나 보다 심각한 급성 질환이나 만성 증상의 경우, 줄기세포 뉴트리션은 분명한 한계를 가지고 있으며 줄기세포의학 측면에서 이루어진 혁신을 기대해야 할 것입니다. 예를 들어, 급성 심근경색(또는 심장마비)의 경우, 발병 직후에 혈류나 심장에 직접 주입된 줄기세포의 능력을 활용하는 새로운 연구가 주요 의료센터를 중심으로 이루어지고 있습니다. 이것은 심장 근육과 혈관을 재생시켜 심장 기능과 예

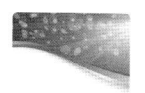

후를 개선시키고자 하는 의도입니다. 그리고 이러한 노력은 현재 많은 발전을 보이고 있습니다. 또한 1부에서 논의한 것처럼 성체줄기세포를 활용하는 것도 생각해볼 수 있습니다. 이 책의 참고문헌에 있는 많은 자료들이 소개하는 것처럼 줄기세포는 궁극적인 재생의학의 가능성을 제공합니다. 재생의학은 심각한 만성 질환을 앓고 있는 사람들이 가질 수 있는 가장 좋은 희망입니다. 하지만 이것은 줄기세포의학의 영역에 해당됩니다.

이러한 모든 논의에도 불구하고 뉴트리션과 의학 사이에 존재하는 차이를 비교해보는 것이 줄기세포의 독특한 특성을 활용하는 일에도 유용한 일이 될 것입니다. 그럼 먼저 양자의 기원에서부터 시작하겠습니다.

뉴트리션과 의학의 기원

뉴트리션은 우리 인간의 삶만큼이나 오랜 역사를 가지고 있습니다. 뉴트리션은 모든 살아 있는 것의 필수불가결한 요소입니다. 모든 생물은 원료를 섭취하고, 그것을 정상적인 대사 과정을 통해 생존 활동은 물론 성장과 회복을 용이하게 하는데 사용합니다. 이것이 바로 존재의 시작부터 끝에 이르기까지 지속되는 **생명 현상**입니다.

반면에 질병을 완화시키기 위한 의학은 고대 이집트에서 5천년 전에 처음 시작되었습니다. 하지만 전통 의학은 과학이라기보다는 기술에 해당되었으며 진보 또한 매우 더뎠습니다.

가장 큰 진보는 19세기 보건과 뉴트리션을 변화시킨 기술 및 농경의 진보와 함께 이루어졌었습니다. 이것은 치명적인 질병을 극적일 만큼 개선시켜주었습니다. 19세기가 되어서야 비로소 미생물(세균)의 존재가 발견되었으며, 항생제의 역사는 채 100년도 되지 않았습니다. 그 후, 의학 연구(기초 과학과 기술 포함)에 과학적 방법을 응용하고자 하는 노력이 20세기에 들어 의학의 혁명을 불러 일으켰습니다. **현대 의학은 인간이 달성한 모든 성취 중에서도 정점을 차지하고 있습니다.**

골수로부터 지속적으로 방출되는 줄기세포를 통한 조직 재생 과정은 인체의 고유한 내부 현상이지만 최근에서야 밝혀졌습니다. L─셀렉틴을 차단하는 최초의 뉴트리션의 역할은 전통적으로 보조제로 사용해오던 시아노박테리아의 섭취를 통해 건강에 혜택을 제공한다는 체험적 증거로부터 비롯되었습니다. 그리고 과학의 발달과 함께 자연이 제공하는 천연 원료도 찾게 되었습니다.

비교적 평탄한 경로를 밟아온 줄기세포 뉴트리션과는 대조적으로 줄기세포의학은 아직 보편적인 적용과 응용이 이루어지지 못하고 있습니다. 줄기세포의학은 생물학이라기보다는 생명과학에 가까우며, 우리가 흔히 목격하는 자연 현상이 아니라 인간이 만들어낸 혁신입니다. 따라서 전 세계에서 적극적인 연구가 진행되는 동안 인내심을 가지고 기다려야 합니다. 어려운 과제를 극복하고 산적한 문제를 해결해야 하며, 새로운 발견이 이루어져야 합니다. 줄기세포의학은 그 윤곽마저도 아직 잡힐 듯 잡히지 않고 있는 상태입니다. 그러나 '필요는 발명의 어머니'라는 말처럼 현재 꾸준히 진보가 이루어지고 있습니다.

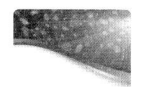

또한 새로운 혁신에 대한 희망이 많은 영역에서 감지되고 있습니다.

발견 또는 발명

줄기세포 뉴트리션은 엄밀히 말하면 발명이 아니라는 점을 알아둘 필요도 있습니다. 줄기세포 뉴트리션은 근본적으로 발견에 해당되며, 자연에 존재하는 현상입니다. 앞서 언급하였듯이 **모든 사람은 줄기세포를 가지고 있고, 모든 사람은 줄기세포를 사용하며, 모든 사람들은 매일 줄기세포를 사용하며, 줄기세포는 효과를 발휘하며, 항상 효과를 발휘합니다.**

이 단순한 메시지는 줄기세포가 골수를 떠나 말초 순환계를 거쳐 도움이 필요한 조직으로 이동하고, 여기에서 다시 특정 위치로 이동하여 증식과 분화를 거쳐 해당 조직의 세포로 전환되는 자연 재생 과정의 핵심이라는 점을 강조하고 싶습니다. 그리고 우리는 미세조류(시아노박테리아)처럼 천연적으로 서식하는 식품을 규칙적으로 섭취함으로써 이러한 과정을 개선시킬 수 있다는 사실을 발견했습니다. 이것이 줄기세포 뉴트리션이 가지고 있는 모든 것입니다. 여기에는 새로운 것이 아무 것도 없습니다. 굳이 새로운 것을 찾는다면 그것은 자연이 수행하는 놀라운 일에 대한 인식입니다. 자연의 현상을 이해하는 것에는 해결해야 할 문제나 극복해야 할 장애물이 존재하지 않습니다. 이것이 바로 우리가 자연에 대해 경이로움을 표하는 이유입니다.

하지만 줄기세포의학은 줄기세포 특성을 이해하기 위해 실험을 필요로 합니다. 여기에는 시행착오적인 방법과 가능한 기술을 활용하여 세포의 특성을 유익한 방향으로 변화시키는 일을 포함합니다. 이것은 매우 어려운 과제입니다. 전 세계의 많은 석학들이 연구를 통해 자연의 신비를 파헤치고 인류에 혜택을 제공할 수 있는 응용 방법을 찾고 있습니다. 그러나 의학과 과학 연구는 그 속도가 더디며 과정 또한 매우 어렵습니다. 노벨상을 받을만한 실험은 매우 드뭅니다. 그럼에도 불구하고 이러한 실험들은 보이지 않는 곳에서 수많은 과학자들의 지속적인 연구 노력으로 첨단 혁신이 등장할 수 있는 기초 작업과 발판이 되고 있습니다.

줄기세포의학은 틀림없이 결과를 만들어 낼 것이지만, 그 결과가 얼마나 큰 영향력을 발휘할 지는 아직 미지수입니다. 하지만 모든 의학적 관심은 줄기세포 연구에 초점이 모여져 있으며, 심각한 만성 질환에 의해 고통 받고 있는 많은 환자와 그 가족들은 재생의학에 의해서만 얻을 수 있는 해결책을 기다리고 있습니다. 그리고 이러한 희망은 계속 표출될 것입니다.

발명은 인류 문명의 필연적인 산물입니다. 하지만 그 과정에서는 이미 이루어진 발견을 이용해야 합니다. 줄기세포 뉴트리션은 최적의 건강과 웰니스에 관심을 가지고 있는 사람 누구나 활용할 수 있는 입증된 솔루션을 제공합니다.

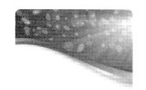

예방으로서의 자연 재생

줄기세포의학의 전망이 지명도 높은 매체에서 소개될 때는 더욱 극적이고 흥미진진하게 느껴집니다. 만일 줄기세포가 분화 과정을 거쳐 거의 모든 유형의 세포로 전환될 수 있다면 예비 타이어처럼 필요할 때는 언제든지 인체 조직을 재생하는 일이 가능할 것입니다. 그 결과, 우리는 뇌신경을 교체한 뇌졸중 환자, 새로운 척추를 교체한 마비환자, 새로운 랑게르한스섬을 주입한 당뇨병 환자들, 강력하면서도 신축성이 강한 심장 근육 섬유를 사용하는 심장마비 환자들, 또는 망막에 시세포층을 끼워 넣어 시력을 회복한 맹인들을 볼 수 있게 될 것입니다. 아마도 이러한 사례는 한도 끝도 없이 이어질 것입니다. 따라서 사람들이 열광하는 것도 결코 놀랄 일이 아닙니다. 정치인과 기타 이익단체들도 그들의 의견을 주장하기 위해 줄기세포를 활용하는 일이 비일비재합니다. 그러나 우리는 현혹되어서는 안됩니다. 재생의학이 발휘하는 마법과 같은 결과들이 새로운 생명과학에서 널리 활용되기까지는 아직 갈 길이 멉니다.

그러나 줄기세포 뉴트리션은 줄기세포의학이 하지 않는 일까지 수행합니다. 이러한 자연 재생 과정은 예방책으로서 중요한 역할을 수행합니다. 이미 다양한 질병을 가진 환자들(심혈관계 질환[1], 근육병[2], 폐동맥고혈압[3], 관절염[4], 동맥경화[5], 루푸스[6], 신장부전[7], 편두통[8])의 예후가 순환 줄기세포의 수와 직접적으로 관련되어 있다는 사실이 확인되었습니다.

뿐만 아니라 우리는 완만하게 진행되는 퇴행성 질환(파킨슨병, 알츠하이머병, 당뇨나 폐기종)이 줄기세포가 충분히 생성되지 못하여 영향을 받은 조직의 기능 부전과 관련되어 있다는 점을 알 수 있습니다. 따라서 상처가 생기거나 마모된 조직으로 줄기세포가 이동하도록 촉진하는 줄기세포 뉴트리션의 능력이 1차적 예방 효과를 발휘합니다. 그리고 줄기세포 뉴트리션만으로도 재생 효과가 발휘될 수 있다는 증거도 있습니다. 동물 실험에서 AFA 추출물을 섭취한 생쥐는 전방경골근육에 상처가 난 후에 통제집단보다 신속하게 상처가 회복되었습니다9.

결론적으로 말하면 **순환 줄기세포의 수는 건강에 대한 전반적인 위험 수준과 예후의 개선에 중요한 지표가 될 수 있습니다.** 줄기세포 뉴트리션은 순환 줄기세포의 수를 증가시킬 수 있는 간편하면서도 안전한 방법으로서 최적화된 건강을 경험할 수 있도록 해줍니다.

최적의 건강을 위한 최선의 선택

최적의 건강이 항상 목표가 되어야 합니다. 이것은 어디에서든 매일매일 모든 사람들에게 적용되는 사실입니다. 상황이 어떻든 목표는 질병을 최소화하고 고통과 통증을 완화하며, 죽음을 피하는 것이라야 합니다. 그것이 현실적인 의료 패러다임입니다. 우리는 이러한 목적을 위해 진단, 치료 및 외과 수술을 적용하는 진단, 장치 관리 프로토콜을 찾습니다. 그것이 바로 질병 모델입니다. 이러한 접근 모델은 질병으로부터 시작하여 회복으로 마무리됩니다. 줄기세포의학은 이러한

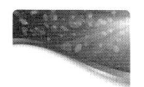

일을 달성하기 위해 줄기세포 과학을 응용하고자 합니다.

하지만 줄기세포 뉴트리션은 다릅니다. 임상학적인 질병이 나타나기 전이나 질병으로부터 회복된 후에도 줄기세포 방출을 증가시키고 회복과 복원이 필요한 조직으로 이동하는 일을 촉진함으로써 최적화된 건강을 추구합니다. **줄기세포 뉴트리션은 생명과 건강을 효과적으로 보호, 유지하기 위한 최선의 방법입니다.**

이것은 접근 방법 자체가 다릅니다. 이 모델은 보험회사, 제약회사나 일부 의료기관의 이익에 부합하지 않을 수 있습니다. 그러나 적어도 개인의 이익에는 완벽하게 부합합니다. 건강한 상태를 유지하는 것은 심리적, 생리적 측면에서 모두 긍정적 효과를 발휘하여, 사람들로 하여금 긍정적이고 미래지향적이 되도록 해줍니다. 매일매일 자연치유 시스템을 지원하고, 정상적인 복원 및 재생 지원을 통해 인체 내부의 줄기세포를 증가시키는 일은 건강을 유지하기 위해 개개인이 선택할 수 있는 최선의 전략입니다. 이것이 바로 질병이 찾아오기 전에 건강을 유지할 수 있는 완벽한 해결책입니다. '한번의 예방이 백번의 치료보다 낫다'는 경구는 그 어떤 것보다 설득력 있는 말이 아닐 수 없습니다.

질병이 찾아오면 의학과 뉴트리션을 동시에 활용하는 것이 중요합니다. 급성 질병의 경우 의학이 중요한 역할을 하지만 어떤 경우든 뉴트리션은 매우 중요합니다. 줄기세포 뉴트리션은 골수에서 줄기세포가 더욱 많이 방출되어, 지원이 필요한 조직으로 이동해 정상적인 복원 기능을 수행함으로써 질병에서 회복되도록 도와줌은 물론 예후가 개선되도록 해줍니다.

우리는 질병이 오기 전에 최적의 조직을 유지함으로써 건강을 지원하는 것을 생각해야 합니다. 그리고 줄기세포의학이 아직 질병 치유를 위한 최선책이 될 수 없다면 줄기세포 뉴트리션이야말로 **현재로서는 최적의 건강을 위한 최선의 선택입니다.** 우리는 마냥 내일만을 기다리며 살 수는 없습니다.

일반적 활용

줄기세포의학은 회복이나 완화의 희망이 거의 없는 만성 질환으로 매일 고통받고 있는 사람들을 치유하고자 하는 수많은 연구전문가들의 열정을 먹고 삽니다. 그리고 우리는 오늘도 그 날이 올 것이라고 믿어 의심치 않습니다. 우리가 불행하게도 질병에 노출된다면 새로운 줄기세포의학을 통해 건강이 회복될 수 있기를 바랄 것입니다. 그것이 바로 줄기세포의학이 아직 질병을 치유하지 못하는 상황에서도 강력한 희망을 갖도록 해주는 이유입니다.

이와는 반대로 줄기세포 뉴트리션은 현재까지 큰 관심을 끌지 못하고 있습니다. 사실 대부분의 사람들이 이 책에서 반복하여 강조하는 줄기세포 뉴트리션의 메시지에 대해 분명히 인식하지 못하는 실정입니다: **모든 사람들은 줄기세포를 가지고 있다; 모든 사람들은 줄기세포를 사용한다; 모든 사람들은 매일 줄기세포를 사용한다; 줄기세포는 효과를 발휘한**

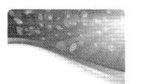

다; 그리고 항상 효과를 발휘한다.

줄기세포 뉴트리션이 광범위하게 활용되기 위해서는 먼저 인식의 확산이 필요합니다. 성체줄기세포는 골수를 떠나 혈류를 순환하며, 도움이 필요한 조직 세포로 이동하여 재생 및 회복 기능을 수행한다는 사실이 널리 전파되어야 할 필요가 있습니다. 뿐만 아니라 이러한 정상적인 재생 과정을 촉진시킬 수 있는 안전한 천연 식품의 활용 가능성도 널리 홍보되어야 합니다.

줄기세포의학이 치료 효과를 승인받기 위해서는 오랜 시간 기다려야 합니다. 그리고 부작용은 없는지 시간을 가지고 확인해야 합니다. 의료업계에서는 간혹 무모한 사람들이 그러한 적색 신호를 무시하고 현명한 전문가들이 밟지 않는 길에 발을 들여 놓습니다. 하지만 이러한 행동이 다양한 부정적 결과와 재앙을 초래합니다.

하지만 줄기세포 뉴트리션은 다릅니다. 우리가 반복했던 줄기세포 메시지는 줄기세포가 일반적으로 활용될 수 있다는 점을 강조합니다. 모든 사람들을 안전하게 줄기세포 뉴트리션에 초대할 수 있습니다. 줄기세포 뉴트리션은 그 어떤 부작용도 없습니다. 모든 사람들은 이 멋진 기회에 동참하여 인체의 자연 재생 및 치유 시스템을 지원함으로써 건강을 최적화시키는 멋진 기회를 공유할 수 있습니다. 여러분도 단순히 질병의 걱정에서 벗어나 올바른 라이프스타일 선택을 통해 최적의 건강을 달성할 수 있을 것입니다. 이미 질병 상태에 처해 있는 경우에도 인체의 자연 재생 시스템을 활용하여 건강 개선 및 회복 노력을 강화시킬 수 있습니다. 전혀 걱정할 것이 없습니다.

식품은 약품이 아닙니다.

줄기세포의학에서 어떤 혁신이 이루어지든 우리는 적어도 한가지는 확신할 수 있습니다. 이는 제약회사나 생명과학 회사가 새롭게 이루어진 혁신에 접근할 수 있는 권리를 확보해야 한다는 것입니다. 반면에 줄기세포 뉴트리션은 어떤 방식으로든 제한받지 않습니다. 뉴트리션은 모든 사람들에게 이용이 가능합니다. **모든 사람들은 자연이 제공하는 것을 활용하여 자신이 원하는 효과를 얻을 수 있습니다.** AFA처럼 편리한 제품을 활용하는 일에는 배타적인 권리가 그다지 크게 작용하지 못합니다.

물론 줄기세포 뉴트리션의 강점이 약점으로 작용할 수도 있습니다. 일반 대중은 연구팀들이 하얀 가운을 입고 분주하게 움직이는 대규모 실험실에서 이루어지는 혁신에 대해 큰 기대를 갖습니다. 이러한 종류의 혁신은 기자 회견에서 전문 분야에 탁월한 능력을 발휘한 선구자들에게 초점을 맞춰서 소개되거나, 저명한 저널에 발표된 창의적인 논문을 인용하는 식으로 발표됩니다. 그러면 일반 대중들은 당연히 감명받게 됩니다. 그리고 대부분의 환자들은 새로운 치료제나 치료 방법을 바탕으로 전문가들이 제시하는 처방을 고분고분 받아들이게 됩니다. 이것이 현대 세계의 의학입니다.

어떻게 흔하디 흔한 조류가 사람들에게 최적의 건강과 웰니스를 제

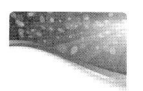

공하는 획기적이고 신뢰할 수 있는 원료로 발전할 수 있었을까요? 줄기세포 뉴트리션은 전문가로서의 권위나 과학적인 신뢰성을 갖고 있지 않은 것처럼 보입니다. 만일 그것이 대규모 다국적 제약회사의 집중적인 연구의 산물로 개발된 새로운 약품이며 최고의 광고회사가 제작한 광고로서 전파를 탔다면 모든 곳에서 열렬히 받아들여질 것입니다. **그러나 자연이 가진 본질적인 특징은 간혹 인간이 발휘하는 최고의 노력을 압도하며 이따금씩 그 어떤 기술도 발휘할 수 없는 효과를 제공해줍니다.** 이것은 수십 년 동안 대체/보완의학에 종사해온 건강 전문가들의 주장입니다. 수백 년 이상 동안 효과를 발휘하여 일반 대중에게 인정받은 모든 천연 치료제에 대해 생각해보십시오. 흔히 사용하는 치킨 수프, 따뜻한 우유, 하루에 사과 한 개, 효과가 있는 허브 치료제, 레몬주스, 글루코사민, 브랜디 한잔 등 과학은 인간이 채 이해하지 못한 상황에서 자연이 제공하는 것을 설명하는 것에 불과합니다.

줄기세포 뉴트리션은 약품은 아니지만 수많은 약품이 제공하는 효과를 능가합니다. 줄기세포 뉴트리션은 자연에 순응하고 인체의 자연 재생시스템을 활용하여 모든 개개인들에게 효과를 발휘합니다.

생물학과 생명과학

줄기세포 뉴트리션과 줄기세포의학은 또 다른 흥미로운 방식으로 대조를 이룹니다.

많은 의료 기술과 처방약은 특정 생물학적 문제를 해결하는데 초점이 맞추어져 있습니다. 그리고 약품은 세포 유형, 장기와 조직에서 약물 작용이 이루어지는 특정 수용체에 작용하도록 되어 있습니다. 이러한 접근 방법은 매우 합리적인 것입니다. 그러나 거의 모든 약품은 의도치 않는 부작용이 따르거나, 그로 인해 사용이 제한될 수도 있습니다.

의사들이 장기간 집중적인 트레이닝을 거쳐야 하는 주요 이유 중의 하나는 약품이 서로 상이한 작용을 하고 그 반응도 광범위하게 나타나므로 약품을 처방하는 일은 광범위한 지식과 실질적인 경험을 요구하기 때문입니다. 의사들은 거의 매일 접하거나 사용하는 대부분의 약품에 대해 소위 '약품 성경'이라고 하는 약전(미국이나 캐나다에서는 각각 PDR이나 CPS라고 부름)의 깨알 같은 내용을 참조해야 합니다. 약전의 내용은 주로 사용 가능 범위, 금지 사항, 부작용, 부적절한 효과, 약품의 상호 작용, 사용량 기준과 사용시 주의사항입니다. 이것은 마치 어려움에 처한 사람들이 증상의 완화를 위해 생명과학이라는 지뢰밭에서 피난처를 찾는 것과 같습니다.

줄기세포의학도 이와 다르지 않을 것이라는 점을 예고하고 있습니다. 줄기세포의학에서는 환자의 줄기세포를 배양 또는 조작하여 치료 목적으로 재사용될 수 있을 것으로 기대하고 있습니다. 물론 줄기세포를 환자의 인체 내부에서 조작할 수 있는 치료 방법이 개발될 수도 있을 것입니다. 그 이외에도 다양한 줄기세포 접근 방법을 고려해볼 수 있을 것입니다.

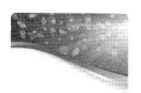

생명과학이 줄기세포를 활용하여 어떤 치료 효과를 발휘하든, 기존의 의학이 가지고 있는 것과 동일한 문제가 발생할 수 있다는 점은 충분히 예상할 수 있는 사실입니다. 즉, 긍정적인 효과와 부정적인 효과, 부작용, 약물 사이의 상호 작용과 다양한 주의사항들이 뒤따를 것입니다. 어쩔 수 없이 이식된 세포의 거부 반응을 억제할 수 있고, 양성이든 악성이든 원치 않는 종양의 발생을 최소화하는 표준 절차가 필요합니다.

이에 반해 줄기세포 뉴트리션은 실제로 작용하는 생물학입니다. 줄기세포 뉴트리션은 인위적인 조작을 하지 않은 것이므로 널리 확산될 수 있습니다. 효과는 극적이거나 센세이션을 불러일으킬 수 있을 만큼 강렬한 것이 아닐지 몰라도, 단순하고 편리하며 안전합니다. 매일매일 많은 사람들이 사용하고 있는 뉴트리션과 마찬가지로 줄기세포 뉴트리션도 동일하게 작용합니다. 그 이상도 그 이하도 아닙니다. 줄기세포 뉴트리션은 생명과학 분야에서 필연적으로 나타나는 위험과 문제들로부터 자유롭습니다. **결국 자연이 가장 잘 알고 있고 자연이 최선의 결과를 만들어내며, 자연이 스스로의 욕구를 충족시킬 수 있는 최상의 해독제를 제공하는 것입니다.**

줄기세포 뉴트리션의 목표는 정상적인 세포재생 과정을 촉진하는 것입니다. 보다 많은 줄기세포가 혈류로 방출되고 도움이 필요한 조직으로 이동하면 그것으로 끝입니다. 추가적인 조작이나 절차가 필요 없습니다. **순환 줄기세포는 정확하게 그들의 임무가 무엇이지 알고 그것을 흠잡을 데 없이 수행합니다.** 그들은 사전 주의사항도 필요 없으며 활동을 제한해야 할 표준 절차도 필요 없습니다. 그들은 정상적인 생리 작용의 일부로 작용합니다.

진단의학, 통합 뉴트리션

현대의학은 보편적인 치료 패러다임을 중심으로 발전되었습니다. **의사들은 구체적인 진단과 그에 따른 치료법에 따라 행동합니다.** 증상이나 질병이 없는 경우, 구체적인 진단을 내릴 수 있는 근거가 없어지고, 따라서 의료적 치료의 필요성도 찾기 어렵습니다.

하지만 뉴트리션은 그렇지 않습니다. 증상이나 신호가 분명하게 드러나기 훨씬 이전부터 인체는 뉴트리션을 필요로 합니다. 건강을 유지하고, 손상되거나 마모된 조직 및 장기를 끊임없이 치료해야 하며, 모든 연령대와 삶의 단계에서 지속적인 성장과 발달이 필요합니다. 이처럼 일관된 활동을 위해 **뉴트리션은 생명에 중요하거나 생명 현상 자체를 결정할 수 있습니다. 다시 말하면 뉴트리션은 필수불가결한 요소인 것입니다.** 따라서 매일 충분한 영양소의 섭취가 건강한 삶의 필수 조건입니다.

줄기세포 뉴트리션도 그와 같은 범주에 속합니다. 인체가 수행하는 정상적인 자연 재생시스템은 끊임없이 작동하며, 인체에 있는 모든 조직을 지원하고 최적의 건강 및 웰니스를 증진시킵니다. 이런 인체 내부의 복원 시스템은 자연적인 방법으로 간편한 라이프스타일을 통해 필요할 때, 필요한 장소에서 언제든지 도움을 줄 수 있도록 해줍니다.

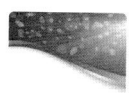

모든 사람이 활용할 수 있는 접근 방법

줄기세포 뉴트리션은 약국의 카운터 뒤나 병원에서만 제공받는 것은 아닙니다. 그 어떤 제한이나 제약도 없습니다. 모든 사람들이 접근이나 활용이 가능하며, 병력이나 특정 증상과 관계없이 사용할 수 있습니다.

누구나 야생에서 채취하거나 유기농 인증을 받은 미세조류인 AFA로부터 유도된 천연 제품을 활용함으로써 인체의 재생 시스템에 영향을 미칠 수 있습니다. 하지만 그런 평범한 라이프스타일이 멋진 결과를 발휘할 수 있습니다. 인체에서 혈류를 순환하는 줄기세포의 수는 건강 상태를 예측할 수 있는 지표이며, 다양한 질병에서 진행 상황이나 예후를 예측할 수 있는 도구가 됩니다. 이처럼 보조제를 통해 줄기세포의 수를 증가시키는 노력은 가볍게 지나치기에는 너무나 강력한 건강 증진 도구입니다.

그러나 이 세상은 줄기세포 뉴트리션이 웰니스를 변화시켜줄 가능성에 대해 얼마나 알고 있을까요?

그에 대한 답변은 의료 기관을 통해 나오지는 않을 것입니다. 의사들은 대부분 특정한 방식으로 생각하고 행동하도록 훈련받습니다. 그들은 매일 질병을 목격하므로 그러한 시각으로 세상을 바라볼 수 밖에 없습니다. 의사들은 환자에게 발생할 수 있는 모든 가능한 상황에 대해 생각하고 최악의 시나리오까지 고려해야 합니다. 그 어떤 임

상학적 위협과 의료 상황도 소홀히 하거나 무시하지 않습니다. 의사
들에게 있어 환자들은 고통을 호소하고 질병이나 증상 때문에 치료나
처치를 필요로 하는 사람들입니다. 그래서 의사들은 항상 '긴급상황'
에 쫓기게 됩니다. 절박한 고통을 호소할 필요가 없는 사람들은 심리
치료사나 상담사가 필요할 수 있습니다. 혹은 사회복지사나 뉴트리션
전문가를 필요로 할 수도 있습니다. 굳이 분주한 의사를 만날 필요가
없는 것입니다. 오직 질병에 걸린 사람만이 의사가 필요할 뿐입니다.
실제로 의사는 건강하게 보이는 사람들을 긴급처치 대상의 목록에서
제외하거나 우선순위를 낮게 둡니다. 불행하게도 병원은 라이프스타
일 문제가 무시되는 곳이기도 합니다.

이제는 좋은 건강에 영향을 미치고 웰니스를 증진시키기 위해 교육
과 카운셀링이 필요할 때입니다. 다양한 연구 결과 질병의 발병 위험,
삶의 질 및 수명에 영향을 미치는 요소의 중요도가 다음과 같이 나타
났습니다: [10]

〈표 3: 발병 위험 및 삶의 질에 영향을 미치는 비교 요인〉	
라이프스타일	50%
환경	20%
유전	10%
의료	10%

접근 방향은 다르지만 위의 사실을 지적하는 또 다른 자료도 존재
합니다. 하버드 보건대학교 연구팀들은 토론토와 워싱턴대학과의 협

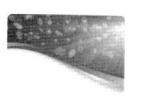

업을 통해 식단, 라이프스타일과 대사 위험 요인이 미국의 사망률에 어떻게 작용하는지 종합 연구를 실시했습니다[11]. 표 4에 연구 결과가 요약되어 있습니다:

〈표 4: 개인 위험 요인에 따른 미국의 연간 사망 통계〉	
흡연	467,000
높은 염분 섭취	103,000
고혈압	395,000
낮은 오메가-3 섭취	84,000
과체중/비만	216,000
높은 트랜스 지방	82,000
좌식 라이프스타일	191,000
알코올 남용	64,000
고혈당	190,000
과일과 야채의 섭취 부족	58,000
콜레스테롤	113,000
낮은 불포화지방산 수준	15,000

또한 미국에서는 매년 백만여 건 이상의 조기 사망이 발생하고 있으며 이것이 모두 조절 가능한 위험 요인에 의한 것이라는 사실이 밝혀졌습니다. 이 수치가 모든 것을 말해주고 있습니다. 우리는 다음 장에서 줄기세포와 관련된 라이프스타일 문제에 대해 논의할 것입니다. 여기에서 한가지 분명한 것은 최적의 건강이 당면 목표인 경우, 의학적 치료의 역할이 지나치게 과장되어 있다는 점입니다.

문제는 "더 많은 사람들이 질병에 노출되기 전에 줄기세포 뉴트리션이 얼마나 신속하게 전파될 수 있는가?"하는 점입니다. 어떻게 하면 믿기 힘들 정도로 좋은 줄기세포 뉴트리션 메시지를 전파하느냐입니다. 그 해답은 '구전'에 의한 방식입니다. 물론 전문가들이 또 다른 전문가들에게 전파할 수도 있을 것입니다. 의학 및 과학 저널도 인체 내부의 성체줄기세포가 다양한 방법으로 인체의 자연 치유 시스템에 발휘하는 가치에 시선을 돌리게 될 것입니다.

그러나 더 중요한 것이 있습니다. 줄기세포 뉴트리션과 관련한 정보를 전파하고 활용할 수 있는 가장 효과적이고 능률적인 방법은 일반인들이 그러한 정보를 자신이 알고 있는 범위 내에 있는 모든 사람들에게 전파하는 것입니다. 그것은 소셜 미디어나 인터넷과 같은 활용 가능한 모든 수단을 통해 많은 사람들이 참여할 기회를 제공합니다.

줄기세포 메시지를 다시 한번 상기시켜보십시오. 줄기세포는 매일 모든 장소에서 모든 사람에게 발생하는 현상으로, AFA와 후코이단과 같은 조류 농축물로부터 유도된 천연 제품이 줄기세포의 방출 및 이동을 증가시켜 필요한 조직에 원하는 효과를 꾀할 수 있도록 해줍니다. 이것은 전문가들만이 할 수 있는 일은 아닙니다. 위험-편익분석 (Risk-Benefit Analysis)에서도 광범위한 활용 가능성을 확인해주고 있으며, 그것이 개개인 간의 일대일 커뮤니케이션을 촉발하고 있습니다. 손해 볼 것이 전혀 없으며 오직 긍정적 결과만이 존재합니다.

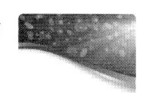

줄기세포 라이프스타일을 공유함으로써 더욱 많은 혜택을 경험할 수 있습니다. 그것이 바로 다음 장의 주제입니다.

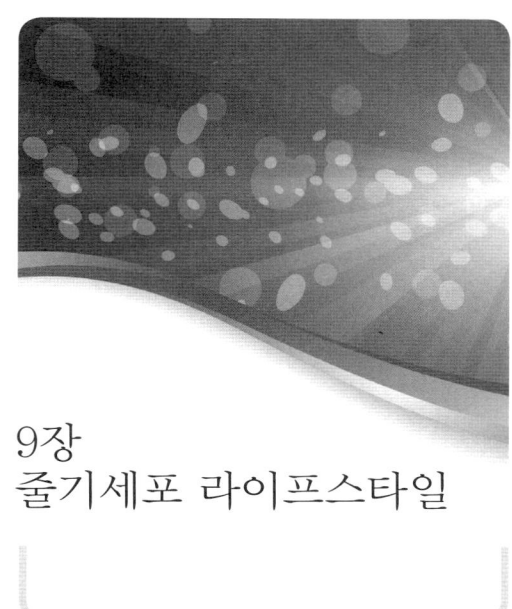

9장
줄기세포 라이프스타일

의학 분야에서 질병은 다양한 요인이 개별적 혹은 집합적으로 영향을 미친 결과라고 말합니다.

따라서 질병을 다인성 상황으로 묘사할 수 있습니다. 통계적인 측면에서 보면 일부 요인들은 다른 것들보다 중요하며, 한가지 이상의 요인이 존재할 때 이들이 결합된 위험은 더하기의 효과를 넘어 곱하기 효과를 발휘하는 경향이 있습니다. 환자의 관점에서 보면, 개인적인 라이프스타일이 대부분 질병의 발생에 영향을 미치게 됩니다.

하지만 이제 줄기세포 뉴트리션이 인체의 자연 치유 및 재생 시스템에 초점을 맞춤으로써 웰니스 현상을 변화시켜줄 첨단 기회를 제공하고 있습니다. 줄기세포 뉴트리션은 골수로부터 줄기세포의 방출을 증가시키고 줄기세포의 임무를 지원하여 전반적인 웰니스를 개선시켜 줄 수 있습니다.

그러나 이처럼 편리한 방법도 그 자체만으로는 효과가 크지 않습니다. 개개인이 최적의 웰니스 결과를 경험하기 위해서는 라이프스타일의 선택도 중요합니다. 따라서 우리는 매일 줄기세포의 역할과 기능을 지원하는 일에 초점을 맞추는 '줄기세포 라이프스타일'을 정의할 수 있어야 합니다. 줄기세포 라이프스타일은 뉴트리션과 줄기세포 뉴트리션 차원을 뛰어 넘는 것입니다. **줄기세포 뉴트리션은 기본적으로 현명한 라이프스타일의 중요 구성 요소입니다.** 줄기세포 뉴트리션은 다른 요소를 대체할 수 있는 것도 아니며, 그 자체로서 완벽한 해결책도 아닙니다. 또한 과거의 건강하지 못했던 선택이나 앞으로 있을 선택의 부정적인 결과를 만회할 수 있는 수단으로 간주해서도 안됩니다. 줄기세포 뉴트리션은 건강한 라이프스타일의 구성 요소가 될 수 있지만 다양한 요소 중의 하나일 뿐입니다. 즉 여러가지 요소를 복합적으로 고려해야 한다는 것입니다. 목표는 물론 전반적인 웰니스를 촉진시키는 것입니다. 그것은 건강한 삶이 추구하는 궁극적인 목표입니다. 건강한 삶은 단편적이거나 편협해서는 안되며, 모든 사람에게 초점이 맞추어져야 합니다.

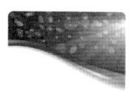

　건강은 지금까지는 물론 앞으로도 다양한 요소가 결합된 시너지 현상을 요구할 것입니다. 생명 현상에는 전체를 구성하는 부분들을 상호 연결하고 보호하는 고리가 존재하며, 그 거리의 강도는 가장 약한 부분의 강도와 같습니다. **다른 부분에서 활용 가능한 모든 혜택을 동원해도 건강하지 못한 라이프스타일 습관을 보상할 수는 없습니다.** 자연은 일관성 있는 라이프스타일에 대해서만 보상을 제공하며 우리에게 끊임없이 책임있는 행동을 하도록 요구합니다. 그것이 바로 줄기세포 라이프스타일의 핵심입니다.

　그렇다면 줄기세포 라이프스타일은 정확히 어떤 모습일까요? 질병을 예방하는 건강한 라이프스타일이 줄기세포의 기능에도 건강한 효과를 발휘합니다. 그리고 그 반대이기도 합니다. 매일 담배 연기나 기타 환경 독소, 신체적 정신적 스트레스, 바람직하지 못한 식단에 노출되는 경우 인체의 재생 능력이 감소됩니다. 그리고 그것이 성체줄기세포 방출 및 활동의 감소로 이어지고, 더 나아가 최적의 건강을 유지하는 인체의 능력을 감소시킬 수 있습니다. 따라서 이러한 요소들이 줄기세포 라이프스타일에서 우선적으로 고려해야 할 대상입니다.

　먼저 명백한 상관관계가 있는 부정적인 요소부터 시작하겠습니다. 그 중에서 가장 먼저 떠오르는 것은 흡연 습관일 것입니다.

금연

흡연자의 수는 점차 줄어들고 있는 추세이지만 아직도 흡연은 광범 위하게 이루어지고 있는 습관입니다. 미국과 같은 선진 사회에서도 건강하지 못한 습관인 담배를 끊는 것에 대한 저항감이 존재하며 흡 연을 지속시키는 문화적 세력이 여전히 힘을 발휘하고 있습니다. 그 러나 그러한 문화는 더 큰 문제로 이어지므로 어떤 상황에서도 정당 화될 수 없을 것입니다. 건강한 미래를 꿈꾼다면 흡연은 가장 먼저 해 결해야 할 문제입니다.

그렇다면 흡연과 줄기세포는 어떤 관계가 있을까요?

정상적인 폐에는 복구 기능을 담당하는 섬유아세포가 있습니다. 이 세포가 지속적인 증식을 통해 폐 조직의 퇴행을 막아줍니다. 이 조직 줄기세포는 기능이 소진될 때까지 30~50차례나 분열됩니다. 수학적 인 관점에서 보면 30회의 분화를 거치는 줄기세포는 60억개 이상의 새로운 세포를 만들어 냅니다. 한마디로 폐에 있는 줄기세포는 놀라 운 재생 능력을 발휘합니다.

정상적인 폐에서는 복원 활동이 매우 활발하게 이루어집니다. 이러 한 사실은 동물 실험을 통해 폐 콜라겐의 5%가 매일 재생된다는 관찰 을 통해 쉽게 알 수 있습니다1. 정상적인 폐 조직(폐 기능, 특히 허파 꽈리)에서는 새롭게 생성되는 콜라겐이 퇴화된 콜라겐을 대체하는 일 을 필요로 합니다.

222

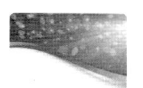

만성 흡연자의 경우 폐 조직의 손상이 확대, 가속화됩니다. 따라서 암과 폐쇄성폐질환의 발병 위험이 증가하는 등의 심각한 결과를 초래합니다. 폐암은 니코틴과 같은 독성 발암물질과 직접적으로 관련되어 있습니다. 또한 간접적인 영향도 막대합니다. 폐쇄성폐질환이라고 하는 질병은 아직 주목을 받지 못하고 있지만 북미 지역의 사망원인 4위에 해당하며, 흡연이 주요 원인입니다.

배양된 줄기세포를 5%의 담배연기 추출액에 노출시키면 성장이 절반으로 둔화되며, 10% 추출액에 노출시키면 성장이 완전히 중단됩니다. 그러나 노출이 중단된 후에는 완전하게는 아니지만 상황이 역전되었습니다. 이것은 폐 줄기세포의 이동 능력과 관련된 연구 조사에서 확인되었습니다[2].

폐에 대해서는 그 정도로 충분할 것입니다. 하지만 흡연은 또 다른 건강 문제를 유발합니다. 이미 언급한 것처럼 흡연은 심혈관계 질환의 주요 원인입니다(북미지역 사망원인 1위). 관상동맥 질환의 약 50%도 흡연으로 인한 것입니다. 하지만 그나마 다행스러운 점은 심장마비나 뇌졸중의 발병 위험은 금연 후 2년 이내에 약 50% 감소한다는 사실입니다[3].

만성 흡연자는 혈관내벽의 기능 부전을 경험하게 됩니다[4]. 흡연으로 인해 주요 혈관의 내벽이 가진 무결성과 능력을 상실하기 쉽습니다. 따라서 혈관 상태를 통해 향후 발생할 수 있는 심장 문제를 분명하게 예측할 수 있습니다[5]. 물론 금연을 하는 경우 혈관벽의 기능이 복원되고, 심혈관계 질환의 발병 위험이 감소됩니다[6].

　실험실 및 임상 연구에서 조직의 국소 빈혈과 혈관 손상이 있는 경우 골수로부터 혈관내피 전구세포(EPC)가 동원된다는 사실을 확인했습니다[7]. 이렇게 동원된 EPC는 새로운 미소혈관을 생성시키는 것은 물론 대형 혈관의 내피를 복원하는 작업을 수행합니다[8]. 최근에 수행된 연구 결과, 흡연은 EPC의 감소를 초래하며 세포 분화에 장애를 초래하는 것으로 나타났습니다[9].

　일본에서 이루어진 또 다른 연구에서는 만성 흡연자의 경우 순환 EPC와 기타 간세포(幹細胞)의 수가 감소된다는 사실이 확인되었습니다. 그러나 금연을 하면 PC/EPC의 수가 급격하게 증가됩니다. 회복 속도는 흡연량이 적었던 사람에게서 더욱 강력하게 나타납니다[10]. 흡연과 관련된 암, 특히 폐암, 두경부암에 초점을 맞춘 다양한 실험에서 흡연과 부정적인 결과 사이에는 명백한 관계가 존재한다는 사실이 확인되었습니다[11].

　백혈병과 같이 흡연과 직접적인 관련이 없는 일부 암의 치료에는 조혈모세포의 이식과 같은 방법이 활용됩니다. 하지만 이 경우에도 흡연 습관이 치료는 물론 전반적인 생존에 부정적인 영향을 미칩니다[12]. 이식 전에 발생한 비정상적인 폐기능이나 기타 메커니즘이 호흡기 장애의 위험을 증가시킵니다.

　흡연은 줄기세포에 또 다른 부정적인 영향을 미칩니다. 뼈의 치료

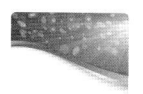

에는 2단계 과정, 즉 줄기세포가 연골이 되는 과정과 연골이 뼈로 숙성하는 과정이 필요합니다. 토론토의 마운트시나이병원(Mount Sinai Hospital) 연구팀은 이미 10여년 전에 흡연이 골형성의 분화와 뼈 줄기세포의 증식을 억제한다는 사실을 확인하였습니다. 바꾸어 말하면 새로운 뼈를 형성하는 골수 줄기세포의 능력이 감소된다는 것을 뜻합니다[13].

로체스터대학교에서 이루어진 다른 연구에서는 니코틴이 앞서 언급한 2단계 과정에서 유전자 발현에 영향을 미쳐 뼈의 성장을 지연시킨다는 사실이 확인됐습니다. 또한 후속 연구에서도 2차 흡연성분인 다중방향성탄화수소 계열의 벤조(a)파이렌(BaP)이 뼈의 치유 속도를 지연시키는 원인으로 작용한다는 사실이 밝혀졌습니다[14].

줄기세포 뉴트리션이 최적의 웰니스를 가장 중요한 우선순위로 여기는 상황에서 흡연은 그 어디에도 설 자리가 없습니다. 흡연은 질병의 발병 위험과 사망률을 증가시키는 행위입니다. 다행스럽게도 현대에는 흡연 습관에 대한 부정적인 시각, 금연을 용이하게 할 수 있도록 개발된 효과적인 기술 및 의학적 관리 방법이 새로운 가치와 건강한 삶의 방식을 선택하고자 하는 사람들에게 희망을 제공하고 있습니다.

이제 삶과 건강의 질에 영향을 미치는 두 번째 요인인 스트레스 관리로 넘어가겠습니다.

스트레스 관리

스트레스는 그 자체로서 축복이기도 하고 저주이기도 합니다. 스트레스는 에너지를 신속하게 동원하는 일을 필요로 하는 위협과 도전에 대응하도록 자연이 고안한 생리 적응 시스템이라고 정의할 수 있습니다.

스트레스에 대해 언급할 때는 그 양과 질을 측정하는 일이 필요합니다. 우리가 건강과 웰니스와 관련하여 선택할 수 있는 적절한 표현은 '과도한 스트레스의 관리'라고 말할 수 있습니다. 여기에서 강조하고 싶은 2개의 키워드가 있습니다. 우선 '과도한'이라는 단어는 스트레스가 불필요하거나 과장되거나 혹은 대상이 잘못되거나 지나치게 부담스럽다는 것을 뜻합니다. 이것은 불안(가치나 목표의 충돌), 과로(지나치게 많은 일을 하거나 신속한 일 처리 또는 완벽을 추구하려는 시도), 이기적 집착(나누거나 봉사 또는 양보하고자 하지 않는 마음)으로 인해 초래됩니다. 두 번째 단어인 '관리'는 과다한 반응이나 걱정 또는 굴욕스러운 상황을 피하고자 하는 신중하면서도 구조화된 반응을 뜻합니다. 관리란 한계를 정하고, '아니오'라고 말할 수 있는 능력을 배우고, 개인의 영역을 정의하거나 필요한 것을 위임하고, 스스로 속도를 조절하며, 휴식과 수면을 취하는 것을 배우는 것입니다. 스트레스 관리에는 기타 여러 가지 것들이 포함될 수 있습니다.

이러한 내용을 바탕으로 고려했을 때, 만성 스트레스(과도한 스트레스에 대한 관리 부족)는 개인적인 라이프스타일 습관이거나 많은

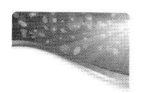

사람들이 스스로 선택하는 성향이라는 점을 인정해야 합니다. 하지만 만성 스트레스는 결코 좋지 않습니다. 만성 스트레스는 아드레날린선을 과다하게 자극하여 혈류의 아드레날린 수준을 증가시킴으로써 자율신경계를 필요 이상으로 가동시키는 결과를 초래합니다. 이 모든 것이 고혈압, 심장질환, 궤양, 체중의 변화, 면역력의 약화, 불면, 피부 문제, 탈모, 종양, 편두통과 소화기 장애들을 유발하게 됩니다.

그렇다면 만성 스트레스는 줄기세포와 어떤 관계가 있을까요? 한마디로 과도한 스트레스를 관리하지 못하는 경우 줄기세포가 원래 의도된 자연 치유 및 복구 기능을 수행하는 일이 억제됩니다.

일본 과학자들이 만성 스트레스 상황에 노출된 쥐를 대상으로 신경 줄기세포에 대해 연구하였습니다15. 그들은 스트레스가 스트레스 호르몬(아드레날린, 노르아드레날린)을 증가시켜 뇌의 줄기세포 증식을 억제한다는 사실을 발견했습니다. 이와는 반대로 뇌의 줄기세포를 시험관에서 배양했을 때, '행복 신경전달물질'인 세로토닌이 증가되어 생존 능력을 높였습니다. 다시 말하면 만성 스트레스가 건강에 미치는 부정적인 영향 중에는 증식과 분화를 통해 정상적인 조직 치유 및 복원 기능을 수행하는 줄기세포의 기능 감소를 포함하고 있습니다.

보다 앞서 수행된 연구에서, 일본의 연구팀은 수술로 인한 스트레스가 혈류에 스트레스 호르몬을 증가시켜 섬유아세포(피부의 줄기세포)의 성장을 억제한다는 사실을 확인했습니다16. 이러한 스트레스 호르몬의 증가는 마취, 절개, 제거와 같은 과정을 겪어야 하는 외과 수술 환자에게 전형적으로 나타납니다. 이 연구에서 섬유아세포를 수술이 끝난 며칠 후 환자의 혈청에 노출시킨 결과 증식이 억제되었습니다. 이것은 스트레스의 효과가 외과 수술에 의한 것이든 그렇지 않든 인체의 자연 치유 시스템을 억제하는 보편적인 현상이라고 말할 수 있습니다.

따라서 **최적의 웰니스를 위한 줄기세포 라이프스타일은 과도한 스트레스에 대한 효과적인 관리를 필요로 합니다.** 그것은 도전이나 책임감, 개인적인 목표 추구나 생산적인 활동을 피하라는 뜻이 아니라, '과다한 스트레스 상황을 피하고' '정말 중요한 것'에 따라 행동하는 것을 뜻합니다.

긍정적인 태도

스트레스 관리는 전반적인 태도와 밀접하게 관련되어 있습니다. 우리가 어떤 일에 종사하든 삶의 과정에서 필연적인 변화에 대한 접근 방법이 삶의 질과 최적의 웰니스를 결정하는 중요 요인입니다. 긍정적인 사람들은 사람의 마음을 이끄는 매력적인 태도로 얻어지는 혜택뿐만 아니라 면역 시스템을 개선시키고 신경 시스템을 안정시키며, 노화 과정을 지연시킴으로써 스스로에게 커다란 호의를 베풉니다.

모든 곳에서 매일 이루어지고 있는 이러한 보편적인 현상은 아직은 유아 단계에 있는 정신신경면역학(Psychoneuroimmunology)이라는 전혀 새로운 학문을 탄생시켰습니다. 그리고 태도와 마음가짐, 경험과 감정을 면역 시스템과 중앙 신경 시스템의 생리적 기능과 연결시

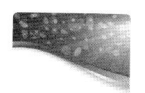

키는 논문이 과학 저널에 등장하고 있습니다.

유명한 심리학자이자 저술가인 노먼 커슨즈(Norman Cousins) 는 1979년에 저술한 '환자가 인지한 질병의 해부(Anatomy of an Illness as Perceived by the Patient)'라는 책을 통해 이러한 새로운 분야의 탄생을 알렸습니다. 그는 이 책에서 치유와 복원에 대한 그의 생각을 소개했습니다. 그는 건강에 대한 통합적인 접근 방법을 옹호하며, 인간의 마음이 희망이 보이지 않는 의료 상황에서도 스스로 치유할 수 있다고 주장했습니다.

그는 1980년에 심장마비를 경험한 후, 자신의 두 번째 걸작인 '힐링 하트(The Healing Heart)'라는 책을 저술했습니다. 이 책에서 그는 심장마비로 이어지는 사건, 공포심 대처에 대한 중요성, 치유 과정, 그가 개발한 집중적인 재활 프로그램 및 궁극적인 회복에 대해 상세하게 소개하고 있습니다.

긍정적인 태도는 줄기세포 라이프스타일과 일치합니다!

우리는 줄기세포가 넓은 범위에서 면역세포에 속한다는 것을 알고 있습니다. 줄기세포와 면역세포는 모두 줄기세포를 증식, 분화시키는 자극 분자(케모카인)에 반응합니다. 우리는 또한 많은 면역세포가 도파민, 노르아드레날린과 세로토닌과 같은 다양한 신경전달물질 수용체를 표면에 가지고 있다는 사실도 알고 있습니다[17]. 따라서 면역세포는 NK세포 방출을 촉진하는 정서적 상태에 반응할 것이라고 예상할 수 있습니다. 실제로 정서적 반응을 동반하는 스트레스는 면역 기능을 억제하는 것으로 알려져 있습니다[18].

더 나아가 미세 혈관(소동맥과 모세혈관)은 면역세포를 유도하거나 그 활동을 조절하는 것으로 알려진 NK세포를 방출하는 말단 신경을 가지고 있습니다[19]. 이 말단 신경은 NK세포가 차단되는 경우 영향을 받게 되는 다양한 면역 반응에 필수적입니다[20]. 이것이 신경 시스템(뇌의 활동)과 면역 시스템의 세포 사이에 생리적 링크를 제공해줍니다. 따라서 뇌에서 작용하는 정서와 줄기세포 사이에도 유사한 관련성이 있음을 예측할 수 있습니다.

이것은 특정 유전자를 제거한 '녹아웃 생쥐'를 활용한 연구를 통해 확인할 수 있습니다. 이 연구를 통해 신경 시스템이 골수로부터의 줄기세포 방출을 조절할 수 있다는 사실이 관찰되었습니다. 연구담당자들은 노르아드레날린의 방출을 차단하는 약품을 사용하거나 유전학적으로 노르아드레날린의 정상적인 신경전달 유지 능력을 제거하였습니다. 그 결과, 모든 경우에서 G-CSF의 자극에도 불구하고 골수로부터의 줄기세포 방출이 억제된다는 사실을 발견했습니다. 이와는 대조적으로 노르아드레날린을 닮은 NK세포를 투여하자 줄기세포의 방출이 증가되었습니다[22].

이러한 연구 결과는 흥미롭기는 하지만 아직 예비적 결과 수준에 지나지 않으며, 아직 더 많은 연구가 필요합니다. 그러나 긍정적인 태도와 시각화 기법이 인체의 특정 부위에 있는 말단신경을 활성화시킬

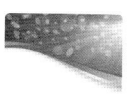

수 있으며, 이것이 지원이 필요한 조직으로 줄기세포가 이동하도록 도와줄 것이라는 추측도 가능합니다. 유사한 방법을 통해 미세 혈관과 미소혈관계를 활성화시키는 일은 줄기세포를 특정 조직의 재생 및 복원에 동원하는 일을 지원해줄 것입니다. 이것은 매우 희망적인 전망이 아닐 수 없습니다.

적절한 운동

풍요의 시대에서 운동의 효과는 실제로 운동을 생활화하고 있는 사람들보다 그렇지 않은 사람들의 대화 주제로 빈번한 경향이 있습니다. 스포츠와 신체 활동은 주로 유희나 오락의 일부로 간주되어 많은 사람들이 관중석에서 경기를 관람하거나 집에서 편안하게 소파에 누워서 텔레비전을 시청하는 것으로 만족을 느낍니다. 그리고 이러저러한 이유로 많은 사람들은 운동을 생활화할 수 있는 기회를 상실하게 됩니다.

운동이 줄기세포에 주는 혜택은 운동에 중독된 사람들만 누릴 수 있는 것으로, 가벼운 운동이나 적당한 활동을 하는 사람들은 이러한 특별한 보상으로부터 제외되는 것처럼 보입니다. 특히 마라톤 선수들은 이러한 점에서 선택받은 사람들입니다. 스포츠 생리학자들은 마라톤 선수들의 혈액에 순환하는 줄기세포의 수가 마라톤을 완주한 후에 4배 수준으로 증가한다는 사실을 확인했습니다[22]. 그들은 또한 골수로부터 줄기세포의 방출에 관여하는 사이토킨 G-CSF와 인터류킨-6의 수준도 증가한 것을 확인했습니다. 이러한 촉진 효과는 하루 종일 유지되었지만 그 다음날에는 원래의 수준으로 돌아왔습니다. 하지만 강렬한 에너지를 발휘하여 노를 젓는 카약 선수를 대상으로 한 유사한 실험은 상이한 결과를 보여주었습니다[23]. 이 경우 순환 줄기세포의 수준에 변화가 없고 혈액의 사이토킨만 증가하는 것으로 나타났습니다.

마라톤과 같이 체력의 소모가 극심한 운동의 경우, 조직이 과다하게 사용되고 상처를 입게 됩니다[24]. 이것이 골수로부터의 줄기세포 방출을 통해 회복 임무를 수행하도록 해주는 사이토킨, 특히 G-CSF의 방출을 촉발시킵니다. 이렇게 해서 방출된 줄기세포는 운동으로 인해 피로해지거나 손상된 조직으로 이동하여 근육, 건과 인대의 복구 및 재생 활동에 착수하게 됩니다.

그렇다면 운동으로 인한 모든 상처가 줄기세포의 방출을 촉진하는 것일까요? 마라톤 선수의 경우에는 그 차이가 두드러지게 나타납니다. 반면에 적당한 운동에서는 효과가 상대적으로 적게 나타납니다. 그러나 운동이 특정 수준 이상으로 조직 손상을 초래하는 경우에는 언제나 인체의 자연 복구 및 복원 시스템(줄기세포 방출 및 이동의 촉진)이 활성화될 가능성이 있습니다. 따라서 적절한 운동이 줄기세포 방출을 촉진하는 도구가 될 수 있을 것입니다.

하지만 **적당한 운동의 효과는 줄기세포 외적으로도 매우 다양하여 줄기세포 라이프스타일의 일부로서 결코 빠트려서는 안될 것입니다**(적당한 운동이란 매주 2~3회 20~30분 동안 안정시 심박수가 50% 증가하는 수준

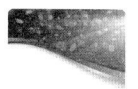

의 운동을 뜻합니다). 적당한 운동은 또 다른 혜택도 제공합니다. 그것은 바로 수면을 조절해주는 것입니다.

충분한 수면

수면은 인체 컨디션에 장애를 초래하거나 부담을 주는 많은 것들에 대해 해독제 역할을 합니다. 수면은 복원 및 재생 효과를 통해 정신을 신선하게 해주고 몸과 마음을 정화시켜줍니다. 그러나 과로, 긴장감, 분주한 일정, 불안과 걱정이 상존하는 현대 사회에서 불면증 환자를 찾는 일은 어렵지 않습니다. 수면제, 신경안정제, 진정제의 사용 및 남용에 대해 생각해보십시오. 풍요로운 북미 사회에서도 사람들은 제대로 쉬지 못해 잠이 부족해지고 있습니다. 우리는 스트레스에 의해 지나치게 자극을 받고 걱정과 근심으로 인해 쫓기듯 살아가고 있습니다.

최적의 웰니스를 추구하는 줄기세포 라이프스타일은 충분한 수면을 필요로 합니다.

지금까지는 충분한 수면이 줄기세포에 긍정적인 영향을 미친다고 생각하는 것이 타당하다고 여겨졌습니다. 수면을 잘 취하는 환자는 마땅히 더 큰 개선을 보입니다. 또한 질병이나 의학적 증상 후에 좀더 빨리 회복되고 좀더 나은 결과를 발휘합니다. 그런데 이러한 현상을 뒷받침할 수 있는 증거가 있을까요? 한 연구에서, 골수 이식을 받은 환자들이 시술 후 숙면을 취하는 경우 더욱 빠르게 회복된다는 사

233

실이 관찰되었습니다[25]. 그것이 연구담당자들로 하여금 숙면이 성장 호르몬의 생성(수면 중 증가)과 기타 메커니즘을 통해 줄기세포의 증식 및 회복을 촉진할 것이라는 가설을 세우도록 했습니다. 숙면이란 REM(급속안구운동) 수면을 말하며, 이러한 수면 상태에서는 성장 호르몬의 생성이 최고조에 달하게 됩니다. 동물 실험에서도 성장 호르몬이 골수 줄기세포의 증식을 촉진한다는 사실이 모든 실험 대상에서 일관적으로 관찰되었습니다.

숙면 시 생성되는 또 다른 호르몬은 멜라토닌입니다. 멜라토닌은 면역 기능을 지원하고 G-CSF의 분비를 촉진합니다. 여러분들은 G-CSF가 골수로부터 줄기세포의 방출을 촉발한다는 점을 기억하고 있을 것입니다. 멜라토닌은 골수 줄기세포의 증식을 지원하는 것으로 알려져 있습니다[26]. 비록 숙면이 줄기세포 방출에 미치는 효과에 대해서는 그 어떤 연구 결과도 보고되어 있지 않지만, 숙면(휴식 포함)이 보다 높은 대사 효율로 이어진다고 결론 내릴 수 있을 것입니다. 이것이 줄기세포 방출을 촉진하는 G-CSF의 생성을 증가시켜줍니다. 그리고 결과적으로 질병이나 손상이 있는 경우 조직의 재생 및 복원을 촉진합니다. 따라서 충분한 수면은 최적의 웰니스를 추구하는 줄기세포 라이프스타일에서 충분히 강조되어야 할 부분입니다.

완전하고 균형잡힌 뉴트리션

보조제를 포함한 완전하고 균형잡힌 뉴트리션에 대한 예는 제시할 필요가 없을 것입니다. 다만 줄기세포 라이프스타일에 대한 논의에서

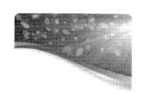

뉴트리션이 어떻게 줄기세포에 영향을 미칠 수 있는지는 언급할 필요가 있습니다. 이 책 전체를 걸쳐 우리는 줄기세포 뉴트리션이 줄기세포의 방출을 증가시킬 수 있는 식이요법이라는 것을 말씀드렸습니다.

줄기세포 뉴트리션은 AFA 농축 성분과 후코이단 농축 성분을 결합시켜 시너지 효과를 발휘하는 줄기세포 촉진제로부터 시작됩니다. 줄기세포 촉진제를 적절한 양(1~1.5mg)으로 섭취하는 경우 줄기세포 방출을 20~30% 이상 증가시킬 수 있습니다. 4장에서 논의했듯이 비교적 완만하지만 현저한 효과가 수 시간 동안 지속됩니다.

줄기세포 뉴트리션은 그것으로 끝나지 않습니다. 2장과 4장에서 언급한 것처럼 염증과 산화스트레스는 줄기세포의 올바른 기능을 저해할 수 있습니다. 줄기세포 뉴트리션은 또한 항염 및 항산화 효과를 발휘하는 유용한 천연 식이 성분도 다량 함유하고 있습니다. 따라서 줄기세포 뉴트리션이 염증과 산화스트레스로 인한 부정적인 영향을 감소시켜줄 수 있습니다.

의대생들은 병리학 수업에서 염증을 '상처에 대한 인체의 천연 반응'이라고 배웁니다. 이러한 염증 반응에서 상처를 입은 조직은 도움을 요청하기 위해 메신저 역할을 하는 사이토킨을 분비합니다[27]. 이들 중에서는 SDF-1이 줄기세포에 가장 중요합니다. '복원 및 재생'을 담당하는 줄기세포는 마치 자석과 같이 SDF-1에 유도됩니다. 그러나 여기에서 한가지 딜레마가 생깁니다. 낮은 등급의 만성 염증은 인체의 다양한 부분에서 사이토킨의 지속적인 방출을 초래합니다. 이것이 다양한 조직에 분배되는 SDF-1의 양을 저하시킵니다. 따라서 줄기세 포는 지속적으로 만성 염증 부위로만 이동하게 되고, 사이토킨은 또 다른 부위에서 더 많은 염증을 초래합니다. 그 결과 만성염증이 조직 전체로 확산하게 됩니다.

그리고 SDF-1이 혈류를 통해 확산되고, 미세혈관계에서 보다 시급 한 조직으로 이동할 줄기세포를 유인합니다. 따라서 만성염증은 시급 한 복구나 재생이 필요한 조직이 사용할 수 있는 줄기세포의 수를 줄 여줄 뿐만 아니라, 이들 줄기세포가 도움이 보다 절실한 곳으로 이동 하는 것을 감소시키는 결과를 초래합니다.

따라서 줄기세포 뉴트리션의 구성 요소로서 염증을 관리하도록 해 주는 성분이 줄기세포의 활용도를 증가시켜줄 수 있는 중요하면서도 효과적인 수단이 됩니다. 줄기세포 뉴트리션은 줄기세포가 필요한 곳 으로 이동하는 능력을 개선시켜줍니다. 이러한 천연 성분에는 피코시 아닌, 데블스클로, 생강, 커큐민, 캣츠클로나 브로멜라인 등이 포함됩 니다. 이들이 발휘하는 건강한 염증 효과를 통해 전반적인 인체 감염 을 감소시키며, 결과적으로 줄기세포의 이동을 지원할 수 있습니다. 따라서 줄기세포가 임무를 수행하는 일에 혼란을 초래하지 않고 더욱 강력한 지원 효과를 제공합니다. 이러한 상황에서는 줄기세포가 도움 이 필요한 조직(사이토킨이 계속 분비되는 조직)을 인식하고 보다 능 률적으로 해당 조직으로 이동해 맡은 바 임무를 수행하게 되는 것입 니다.

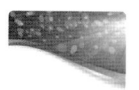

　산화스트레스도 유사한 문제를 초래합니다. 줄기세포는 주로 미세 모세혈관과 미세 정맥 사이에 위치한 후모세관혈관정맥에서 이동합니다. 4장에서 언급한 것처럼 이 정맥은 혈액 응고를 초래하는 응고 캐스케이드의 초기 단계에서 섬유소 덩어리에 의해 막힐 수 있습니다. 섬유소는 트롬브린(thrombrin)이라는 효소 단백질에 의해 피브리노겐이란 이합체 전구단백질로부터 형성되는 물질입니다. 상세한 내용은 차치하고 피브리노겐은 산화 변성에 민감합니다(알부민, 면역글로블린이나 트랜스페린과 같은 다른 혈장 단백질보다 20배 이상 민감).

　따라서 인체가 산화스트레스에 노출되면 피브리노겐이 곧바로 섬유소로 전환되고, 비록 성숙한 단계의 응고 상태는 아니지만 그물망 형태의 섬유소 덩어리가 형성됩니다. 이 섬유소 덩어리는 미소혈관계를 막아 줄기세포 이동에 장애를 초래합니다. 나토키나아제나 세라펩타아제와 같은 섬유소 분해효소가 이러한 과정을 역전시켜줌으로써 줄기세포의 기능을 지원할 수 있습니다[28].

　물론 뉴트리션을 통해 문제를 완화시킬 수 있습니다. 음식에 함유되어 있는 항산화 성분이 혈액의 산화스트레스를 감소시키고, 결과적으로 줄기세포의 기능을 지원할 수 있습니다. 항산화 성분의 효과는 그뿐만이 아닙니다. 연구 결과, 장과류와 기타 천연 공급원에서 추출한 항산화 성분은 인체 줄기세포의 증식을 촉진하는 것으로 확인되었습니다. 마찬가지로 시험관 실험에서 블루베리, 녹차, 카테킨, 카르노신과 비타민 D를 혼합시킨 성분이 골수 줄기세포의 증식을 70% 증가시킨다는 사실도 확인되었습니다[29]. 이러한 사실은 많은 실험에서 일관되게 나타났으며 앞으로 생체실험을 통해 검증될 것입니다. 항산화 성분은 건강을 위해 또 다른 중요한 역할, 즉 줄기세포의 조직 재생 기능을 지원하는 역할도 수행합니다. 이것이 줄기세포 라이프스타일의 구성 요소로서 줄기세포 뉴트리션이 지금 바로 즉각적인 웰니스를 위해 발휘하는 진정한 가치를 보여주는 또 다른 증거입니다.

최적의 웰니스를 목표로 하는 경우 토탈 뉴트리션 패키지는 필수품입니다. 완전하고 균형잡힌 뉴트리션은 음식을 규칙적으로 조금씩 다양하게 섭취하는 일을 필요로 합니다. 단백질, 탄수화물, 필수 지방, 소금이나 설탕이 함유되거나 정제된 음식을 줄이는 식습관이 필요합니다. 가공되지 않은 유기농 식품이 바람직합니다. 이러한 음식에 보조제를 추가함으로써 모든 필수 비타민과 미네랄, 그리고 특히 항산화 성분을 보충해주어야 합니다.

끝으로 줄기세포 뉴트리션의 생활화를 강조하고자 합니다. 여기에는 지속적인 줄기세포의 방출을 촉진하는 줄기세포 촉진제와 줄기세포의 순환 및 이동을 지원하는 기타 천연 제품을 섭취하는 일이 포함됩니다. 이것이 현실적인 웰니스 라이프스타일의 구성 요소입니다.

웰니스 라이프스타일 요약

- 금연
- 스트레스 관리
- 긍정적인 태도

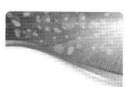

— 적절한 운동
— 충분한 휴식/수면
— 보조제 섭취를 포함한 완전하고 균형잡힌 뉴트리션

이제 모든 내용이 논의되었습니다. 지금까지 논의한 내용은 건강과 웰니스 챔피언에게 기대되는 라이프스타일이자, 책임감을 바탕으로 한 건강한 삶의 방식이라고 말할 수 있습니다. 여기에 한가지 더 추가해야 할 게 있습니다. 그것은 바로 **줄기세포 라이프스타일**입니다. 그것이 바로 이 책에서 말하고자 하는 모든 내용입니다. 줄기세포 라이프스타일이란 줄기세포 뉴트리션을 포함해 줄기세포의 정상적인 기능을 촉진, 개선시키는 습관을 말합니다. 이러한 습관이 줄기세포가 골수를 떠나 도움이 필요한 조직으로 이동하여 증식과 분화를 거쳐 해당 조직의 세포가 되는 기능을 지원해 웰니스 혁명을 완성시켜줄 것입니다.

줄기세포 촉진제는 다음과 같은 줄기세포의 기능을 지원합니다.

— 줄기세포 방출(Release)
— 줄기세포 순환(Circulation)
— 줄기세포 이동 (Migration)

모든 개개인은 줄기세포 라이프스타일을 통해 최적의 웰니스를 추구하고 삶이 제공하는 최상의 것을 향유할 수 있을 것입니다.

줄기세포 메시지

모든 사람들은 줄기세포를 가지고 있다; 모든 사람들은 줄기세포를 사용한다; 모든 사람들은 줄기세포를 매일 사용한다; 줄기세포는 효과를 발휘합니다; 줄기세포는 항상 효과를 발휘한다.

이 줄기세포 메시지는 우리 세대에서 모두가 함께 공유할 수 있는 것입니다. 줄기세포 메시지는 두 부분으로 구성 되어 있습니다. 먼저 인체의 정상적인 자연 재생 시스템은 골수로부터 줄기세포를 방출합니다. 그리고 방출된 줄기세포는 도움이 필요한 곳으로 이동하여 증식 및 분화를 통해 해당 조직의 세포가 되고, 그에 따라 효과적인 재생 및 복원 기능을 수행합니다.

그것은 이미 자연이 수행하고 있는 일입니다.

그것이 바로 줄기세포 생리입니다.

둘째, 줄기세포 뉴트리션은 완만하지만 유의미한 방식으로 인체의 재생 시스템을 지원합니다. 따라서 줄기세포의학을 통한 희망의 등불이 언제 밝혀질지 모르지만 이 시점에서는 줄기세포 뉴트리션이 최적의 건강 및 웰니스를 위한 최상의 선택이라는 결론에 도달할 수 있습니다.

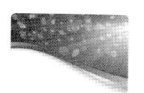

그것이 우리가 지금 줄기세포 생리를 지원하기 위해 할 수 있는 최상의 선택입니다.

앞으로 줄기세포의학을 통해 더욱 밝은 미래가 오게 될 것입니다. 하지만 그것은 아직 미래의 일일 뿐입니다.

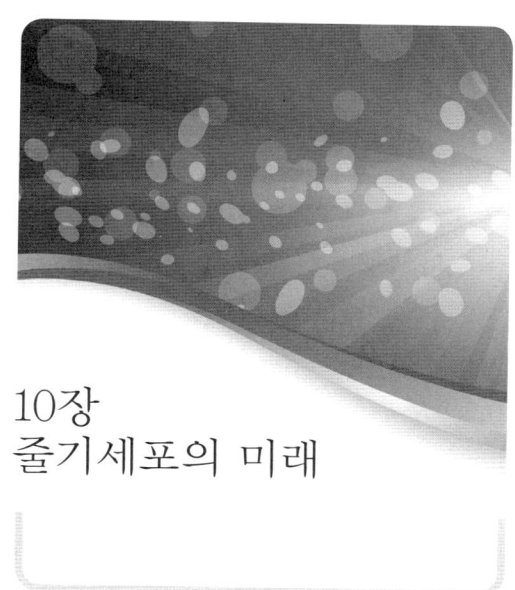

10장
줄기세포의 미래

줄기세포의 미래는 예측을 불허합니다!

줄기세포의 다능성은 생물학적으로 모든 것을 가능하게 해주며, 따라서 미래가 어떻게 바뀌게 될지 감히 예측하지 못하도록 만듭니다. 줄기세포는 우리가 상상하는 것은 물론 그 이상의 것을 해낼 수 있는 능력을 가지고 있습니다.

줄기세포의 미래는 치료입니다.

줄기세포 연구의 큰 희망은 궁극적으로 줄기세포의 인체 조직 복제를 통해 마모되거나 손상된 조직을 자유자재로 대체하는 것입니다.

줄기세포의 미래는 아직 제한적입니다.

모든 줄기세포는 그 나름대로의 역할과 의도를 가지고 있으며 자체적인 규칙에 의해 통제되고 있는 것처럼 보입니다. 따라서 줄기세포를 완전하게 활용하기 위해서는 먼저 줄기세포의 역할과 의도를 이해해야 합니다.

줄기세포의 미래는 미해결 과제를 안고 있습니다.

효과적인 장기 복구나 이식을 위한 의료 기술의 일환으로 줄기세포를 지속적으로 활용하기 위해서는 적어도 거부 반응과 발암 위험, 두 가지 문제를 해결해야 합니다.

줄기세포의 미래는 자연의 법칙에 따릅니다.

최고의 석학과 최고의 아이디어, 인간이 발명한 최상의 생명과학은 줄기세포를 포함하여 자연이 제공하는 단순하면서도 자발적인 과정을 완전히 대신할 수 없습니다.

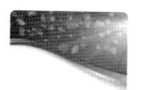

줄기세포의 미래는 보편성을 추구합니다.

줄기세포의학은 전체 인구 중 소수의 필요에 부응하기를 희망합니다. 반면에 줄기세포 뉴트리션은 모든 사람들에게 혜택을 제공합니다. 하지만 모든 개개인은 자신이 원하는 혜택에 필요한 선택을 하지 않으면 안됩니다.

줄기세포의 미래는 윤리적인 논란의 여지를 가지고 있습니다.

줄기세포에 대한 연구는 계속해서 도덕적, 윤리적 문제를 제기할 것입니다. 그 이유는 줄기세포와 관련된 과학은 우리를 인간으로 만드는 것의 핵심에 닿아 있기 때문입니다. 우리는 이러한 문제를 도외시하거나 무시할 수 없습니다.

줄기세포의 미래는 지금 바로 여기에 있습니다.

줄기세포의학은 미래에 있지만 어려운 연구의 해결을 전제로 합니다. 물론 틀림없이 혁신이 이루어질 것입니다. 하지만 그것이 언제일지는 아무도 모릅니다.

줄기세포 뉴트리션은 현재를 위한 솔루션으로서 개인의 라이프스타일 선택에 달려 있습니다.

10대 요약 포인트

1. 지난 40년 동안 진행된 웰니스 운동은 4가지 사실에 대한 반응이었습니다: 식품 공급의 산업화; 고도의 기술을 활용하는 의료 기관의 노력에도 불구하고 지속되는 만성 질환; 천연 성분과 그로 인한 환경 문제; 그리고 통합적인 인체의 생리적 기능과 역할에 대한 인식 및 지원 노력 부족.

2. 줄기세포 뉴트리션은 질병 예방을 위한 새로운 가능성을 제공해 주며, 가장 자연스러운 방식으로 전반적인 인체 건강에 영향을 미칩니다. 따라서 그것이 웰니스의 새로운 패러다임이 될 것입니다.

3. 줄기세포 뉴트리션은 발명이 아니라 자연이 내적인 욕구를 충족시키기 위해 제공하고 있던 것을 발견한 것에 불과합니다. 성체줄기세포에 의한 정상적인 재생 과정이 건강을 유지하고 웰니스를 최적화시키며, 자연은 천연 물질을 통해 이러한 생리적 욕구를 충족시켜줍니다.

4. 줄기세포의학은 어려운 문제에 직면해 있습니다. 줄기세포를 치료 수단으로 응용하기 위해서는 거부 및 발암 위험성이라는 두 가지 문제를 극복해야 합니다. 물론 지속적인 연구를 통해 언젠가는 이 문제가 해결될 수 있을 것입니다. 현재로서는 줄기세포 뉴트리션이 완

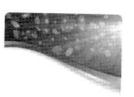

만하지만 의미있는 방식으로 줄기세포를 증가시킬 수 있는 기회를 제공하고 있습니다.

5. 줄기세포 뉴트리션은 생명과 건강을 가장 잘 보호하고 유지시켜 줄 수 있는 긍정적인 도구입니다. 줄기세포 뉴트리션은 다른 무엇보다도 조건이 따르지 않는 1차예방 수단입니다.

6. 의학은 분명한 진단과 그에 따른 치료 절차를 따릅니다. 반면에 줄기세포 뉴트리션은 특정 장기나 장애를 목표로 하지 않으며, 통합된 단위로서의 인체에 역량을 제공하고 전반적인 복원 및 재생 과정을 지원합니다.

7. 줄기세포 라이프스타일은 건강과 관련하여 우리가 알고 있는 모든 것과 일관성을 유지합니다. 이것은 금연, 스트레스 관리, 긍정적인 태도, 적당한 운동, 충분한 휴식/수면, 보조제를 포함한 완전하고 균형잡힌 뉴트리션을 포함합니다.

8. 줄기세포 뉴트리션은 전형적인 웰니스 라이프스타일에 변화를 제공합니다. 줄기세포 촉진제는 재생이나 복구가 필요한 조직에 줄기세포를 방출, 순환, 이동시키는 것을 포함하며 전반적인 줄기세포 생리를 지원합니다.

9. 줄기세포의 미래는 예측을 불허합니다. 또한 치료를 목적으로 하며, 제한적인 동시에 여러 가지 문제를 가지고 있는 한편 자연에 종

속적이며 보편적인 활용 가능성을 가지고 있습니다. 그러나 중요한 것은 지금 바로 여기입니다. 줄기세포 뉴트리션이 개인적인 라이프스타일 선택을 바탕으로 현재 선택할 수 있는 최선의 솔루션입니다.

10. 모든 사람은 줄기세포를 가지고 있습니다; 모든 사람은 줄기세포를 사용합니다; 모든 사람은 매일 줄기세포를 사용합니다; 줄기세포는 효과를 발휘합니다; 줄기세포는 항상 효과를 발휘합니다. 줄기세포 뉴트리션은 그처럼 중요한 현실을 개선시킬 수 있는 해결책을 제공합니다. 선택이 대부분의 질병 발생에 영향을 미치게 됩니다.

참고문헌

제1부 줄기세포 혁명 (The Stem Cell Revolution)

1장 줄기세포 혁명

1. Maximov A (1969) Lecture to Hematol Soc of Berlin: "The Lymphocyte as Common Stem Cell of the different Blood Elements during Embryonic Development and in the Post-Fetal Life of Mammals."

2. Till JE, McCulloch EA (1961), Radiat Res, 4:213-222

3. Thomson JA et al. (1998), Science, 282(5391):1145-7

4. Shanblott MJ, Axelman J, Littlefield W (2001), Proc Natl AcadSci USA, 98(1):113-8

5. Yamanaha S et al. (2006), Cell,126:1-14

6. (a) Woodbury D et al. (2000), J Neurosci Res, 61:364-370

   (b) Sanchez-Ramos JR (2002), ibid., 69:880-893

7. Schwartz RE et al. (2002), J Clin Invest, 109:1291-1302

8. Jiang Y et al. (2002), Nature, 418(6893):41-49

9. Shimomura O, Johnson F, Saiga Y (1962), J Cell Comp Physiol, 59(3):223-239

10. (a) Ikawa M et al. (1995), Dev Growth Differ, 37:455-9

    (b) Kawakami N et al. (1999), Immunol Lett, 70:165-171

    (c) Ramiro AR et al. (1998), Hum Gene Ther, 9:1103-9

(d) Parsons DA et al. (1998), Nat Med, 4:1201–5

(e) Ono K et al. (1999), Biophys Res Commun, 262:610–4

(f) Wu YP et al (2000), Am J Pathol, 156:1849–54

2장 줄기세포의 일반적인 역할

1. Jensen GS, Drapeau C (2002), Med Hypotheses, 59(4):422–8

2. See Ref. 26 for Chapter 1

3. Krause DS et al. (2001), Cell, 105:369–377

4. Bensinger W et al. (1996), Bone Marrow Transplant, 17:S19–21

5. Cottler–Fox et al. (2003), Amer Hematol Soc ? Hematol Educ Program
   419–437

6. Fibbe WE et al. (1999), Ann NY Acad Sci, 872:71–82

7. Mannello F et al. (2006), Stem Cells, 24(3):475–481

8. Frenette PS, Weiss L (2000), Blood, 96(7):2460–8

9. Jensen et al. (2007), Cardiovasc Revasc Med, 8(3):189–202

10. Graf L, Heimfeld S, Torok–Storb B (2001), Biol Blood Marrow Transplant,
    7:486–494

11. Mohle R et al. (1993), J Hematother, 2(4):483–9

12. Powell TM et al. (2005), Arterioscler Thromb Vasc Biol, 25(2):296–301

13. Aiuti A et al. (1997), J Exp Med, 185(1):111–120

14. Peled A et al. (2000), Blood, 95(11):3289–96

15. Kucia M et al. (2004), Blood Cells Mol Dis, 32(1):52–57

16. Neuss S et al. (2004), Stem Cells, 22:405–414

17. Voermans C etal. (2004), ibid., 18(6):435–443

18. Peled A et al. (1999), J Clin Invest, 104(9):1199–1211

19. Janowska–Wieczorek A (2000), Exp Haematol, 28:1274–85

20. Askari AT et al. (2003), Lancet, 362(9385):697–703

21. Ratajczak MZ et al. (2003), Cell, 21(3):363–371

22. Hatch HM et al. (2002), Cloning Stem Cells, 4(4):339–351

23. Kollet O et al. (2003), J Clin Invest, 112(2):160–9

24. Bagri A et al. (2002), Development, 129:4249–60

25. Lazarini F et al. (2003), Glia, 42:139–148

26. Zou Y et al. (1998), Nature, 393:595–599

27. Schrader AJ et al. (2002), Br J Cancer, 86(8):1250–6

28. Wojakowski W et al. (2004), Circulation, 110(20):3213–20

29. Abbott JD (2004), ibid., 110(21):3300–5

30. Takahishi T et al. (1999), Nat Med, 5(4):434–8

31. Iwaguro H et al. (2002), Circulation, 105:732–738

32. Kollet O et al. (2003), J Clin Invest, 112(2):160—9

33. Ratajczak MZ et al. (2004), Leukemia, 18:29—40

34. Swenson ES et al. (2008), Liver Int, 28(3):308—318

35. Tomoda H, Aoki N (2003), Clin Cardiol, 26(10):455—457

36. (a) Werner N et al. (2007), Basic Res Cardiol, 102(6):565—571

    (b) Werner N et al. (2005), N Engl J Med, 353(10):999—1007

37. Michaud SE et al. (2006), Atherosclerosis, 187(2):423—432

38. (a) Chan HK, Oza AM, Siu LL (2003), Clin Cancer Res, 9:10—19

    (b) Kirsch C, Eckert GP, Mueller WE (2003), Biochem Pharmocol,

       65:843—856

39. Jin FY et al. (2006), Zhonghua Yi Xue Za Zhi, 86(42):2966—70

40. Avigdor A et al. (2004), Blood, 103(8):2981—9

41. Friedl P et al. (1997), Cancer Res, 57:2061—70

42. Bonavia R et al. (2003), Toxicol Lett, 139:181—9

43. Broxmeyer HE et al. (2003), J Leukoc Biol, 73:630—8

44. Lataillade JJ et al. (2002), Blood, 99:1117—29

45. Hwang JH et al. (2006), Stem Cells Dev, 15(2):260—8

46. Arsenijevic Y et al. (2001), J Neurosci, 21(18):7194—7202

47. Deasy BM et al. (2002), Stem Cells, 20(1):50—60

48. Mishra SK et al. (2006), Development, 133(4):675–684

49. Camargo FD et al. (2003), Nat Med, 9(12):1520–7

50. Ferrari G et al. (1998), Science, 279(5356):1528–30

51. (a) Okamoto R et al. (2002), Nat Med , 8:1011–17

    (b) Okamoto R,Watanabe M (2003), Trends Mol Med, 9:286–290

52. (a) Lee KD et al. (2004), Hepatology, 40:1275–84

    (b) Sco MJ et al. (2005) Biochem Biophs Res Commun, 328:258–264

53. (a) Sordi V et al. (2005), Blood, 106:419–427

    (b) Seeberger KL et al. (2006), Lab Invest, 86:141–153

54. (a) Pereira RF et al. (1995), Proc Natl Acad Sci USA, 92:4857–61

    (b) Pereira RF et al. (1998), ibid., 95:1142–7

55. Eglitis MA et al. (1997), ibid., 9:4080–5

56. Tomita M et al. (2002), Stem Cells, 20(4):279–283

57. Jackson KA et al. (2001), J Clin Invest, 107(11):1395–1402

58. Orlic D et al. (2001), Proc Natl Acad Sci USA, 98(18):10344–9

59. Rustom A et al. (2004), Science, 303(5660):1007–10

60. Thiese ND et al. (2000), Hepatology, 32(1):11–16

61. Thiele J et al. (2004), Transplantation, 77(12):1902–5

62. Quaini F et al.(2002), N Engl J Med, 346(1):5–15

63. Laflamme MA et al. (2002), Circ Res, 90(6):634—640

64. Korbling M et al. (2002), N Engl J Med, 346(10):738—746

65. Poulsom R et al. (2001), J Pathol, 195(2):229—235

66. Mezey E et al. (2003), Proc Natl Acad Sci USA, 100:1364—9

제2부 뉴트리션의 진화 (The Evolution of NUTRITION)

3장 뉴트리션의 진화

1. Jensen GS, Drapeau C (2002), Medical Hypotheses, 59(4):422—8

2. Pugh N et al. (2000), Planta Med, 67:737—742

3. Jensen GS et al. (2000), J Amer Neutr Assoc, 2(3):50—58

4. Hart AN et al. (2007), J Med Food, 10(3):435—441

5. Romay C et al. (1998), Inflamm Res, 47:36—41

6 Sabelli ... et al. (1996), J Neuropsych Clin Neurosci, 8:168—171

7. Consumer Reports Magazine (1999), pp. 44—48

8. Ibid., May 2004

9. Mazey E et al. (2000), Science, 290:1779—82

10. Jensen GS et al. (2007), Cardiovasc Revasc Med, 8:189—202

11. Krause DS et al. (2001), Cell, 105:369—377

12. Frenette PS, Weiss L (2000), Blood, 96(7):2460—8

4장 첨단 뉴트리션

1. (a) Zhao M et al. (2003), PNAS, 100(13):7925–30

   (b) Tomita M et al. (2002), Stem Cells, 20(4):279–283

   (c) Kawada H et al. (2006), Circulation, 113(5):701–710

2. (a) Ince H et al. (2005), ibid., 112(20):3097–3106

   (b) Orlic D, Hill JM, Arai AE (2002), Circ Res, 91(12):1092–1102

   (c) Orlic D et al. (2001), PNAS, 98(18):10344–9

3. Kollet O et al. (2003), J Clin Invest, 112(2):160–9

4. Herrerra MB et al. (2004), Int J Mol Med, 14(6):1035–41

5. (a) Ianus A et al. (2003), J Clin Invest, 111(6):843–850

   (b) Lee RH et al. (2006), PNAS, 103(46):17438–43

6. (a) Rojas M et al. (2005), Am J Respir Cell Mol Biol, 33(2):145–152

   (b) Yamada M et al.(2004), J Immunol, 172(2):1266–72

7. (a) Mansilla E et al. (2006), Transplant Proc, 38(3):967–9

   (b) Borue X et al. (2004), Am J Pathol, 165(5):1767–72

8. (a) Bozlar M et al. (2005), Saudi Med J, 26(8):1250–4

   (b) Burt RK et al. (2004), Arthritis Rheum, 50(8):2466–70

9. Cumashi A et al. (2007), Glycobiology, 17:541–542

10. Tissot B et al. (2003), Biochem Bophys Acta, 1651:5–16

11. (a) Thring TS et al. (2009), Complement Alt Med, 9:27

(b) Senni K et al. (2006), Arch Biochem Biophys, 445:56—64

12. Meyers SP et al. (2010), Biologics, 4:33—44

13. Cashman JD (2011), J Surg Res, 171(2):495—503

14. Hayaski S et al. (2008), Eur J Pharmocol, 580:380—4

15. Hemmingson J et al. (2006), J Appl Phycol, 18:185—193

16. Irhimeh MR, Fitton JH, Lowenthal RM (2007), Exp Haematol, 35:989—994

17. (a) Sweeney EA et al. (2000), Proc Natl Acad Sci USA, 97:6544—9

(b) Fermas S et al. (2008), Glycobiology, 18:1054—64

18. Mavier P et al. (2004), Am J Pathol, 163:1969—76

19. Chung HJ et al. (2010), Phytother Res, 24:1078—83

20. Li N, Zhang Q, Song J (2005), Food Chem Toxicol, 43:421—6

21. (a) Li Shuang LV et al. (2006), J Food Lipids, 13(2):131—144

(b) Zheng B et al. (1990), Gerontology Magazine, 10(5):306

(c) Gao—Qin HE et al. (1987), Chinese Med Pharmocol Clin Applic, 3(4):41

(d) Kimura Y et al. (1983), Planta Med, 49(1):51

22. Jung KA et al. (2011), Gut Liver, 5(4):493—9

23. Diabetes Mellitus : A Fundamental and Clinical Text, 3rd Edit (2004),

Lippincott, Williams and Wilkins, Phila, PA, Publ., LeRoith D, Taylor SI,

Olefsy JM eds.

24. (a) Grimble RF (1994), New Horiz, 2(2):175–185

(b) Rodriguez-Porcel M et al. (2004), Hypertension, 43(2):493–6

(c) Copp SW et al. (2009), Exp Physiol, 94(9):961–971

(d) Chai Siah Ku et al. (2013), J Medic Food, 16(2):103–111

25. Pais E et al. (2006), Clin Hemorheology and Microcirc, 35:139–142

26. Fujita M et al (1995), Biol Pharm Bull, 18(10):1387–91

27. Unpublished Results. Available on line @ www.stemtech.com

28. Parker EM, Cubeddu LX (1998), J Pharmocol Exp Ther, 245:199–210

29. Paterson IA (1993), Neurochem Res, 18:1329–36

30. Shannon et al. (1982), J Pharmocol Exp Ther, 223:190–6

31. Szabo et al. (2001), Brit J Sports Med, 35:342–3

32. Sabelli HC et al. (1976) (www.ncbi.nlm.nih.gov/pubmed/9160)

33. Sabelli H et al. (1978), Biochem Pharmocol, 27:1707–11

34. Baker GB et al. (1991), Biol Psych, 29(1):15–32

35. Grimsby J et al. (1997), Nat Genetics, 17:206–210

36. Sabelli H et al. (1996), J Neuropsych Clin Neurosci, 8:168–171

37. Jensen GS et al. (2000), JANA, 2(3):50–58

38. Hart AN et al (2007), J Med Food, 10(3):435–441

39. Pugh N et al. (2001), Planta Med, 67:737−742

40. (a) Spillert Ch et al. (1987), Agents Actions, 21:297−8

(b) Halliwell B et al. (1990), Rad Res Comm, 9:1−32

41. Romay Ch et al. (1998), Inflamm Res, 47:36−41

42. Kushak RI et al. (2000), JANA, 2(3):59−64

제3부 혁신의 근원 (Sources of Innovation)

5장 해캄에서 뉴트리션 금광으로

1. Thomas D (2002), Seaweeds, Natural History Museum, London. ISBN 0−565009175−1

2. Fitton JH et al. (2002), BMC Complement Alter Med, 2:11

3. Hu T, Dan Liu, Yan Chen, Jun Wu, Wang S (2010), Intl J Biol Macromol, 46(2):193−8

4. Maeda H et al. (2005), Biochem Biopys Res Comm, 332(2):392−7

5. Hehemann JH et al. (2010), Nature, 464(7290):908−912

6. Johnston HW et al. (1970), Tuatara,18(1): 'Edible Algae of Fresh and Brackish Water'

7. Farrar WV (1966), Nature, 211(5047):341−2

8. Nemikawa S (1906), Bull Coll Agric, Tokyo Univ, 7:123−4

9. Lee YK (1997), J Appl Phycol, 9:403–411

10. Belasco W. (1997), Technol and Culture, 38(3):608–634

11. Carmichael WW, Drapeau C, Anderson DM (2000), J Appl Phycol, 12:585–595

12. (a) Jensen GS et al. (2000), JANA, 2(3):50–58

    (b) Pugh N, Pasca DS (2001), Phytomedicine, 8(6):445–453

    (c) Pugh N et al. (2001), Planta Med, 67:737–742

13. Romay C et al. (1998), Inflamm Res, 47:36–41

14. (a) Hanson GR et al. (2005), 'Drugs and Society', 9th Edit., James & Bartlett, Publ.

    (b) Sabelli HC et al. (1978), Biochem Pharmocol, 27(13):1707–11

15. Jensen GS et al. (2007), Cardiovasc Revasc Med, 8(3):189–202

6장 골든(Golden) 뉴트리션의 수확

1. Carmichael WW, Drapeau C, Anderson DM (2000), J Appl Phycology, 12:585–595

2. US Patent Applic Pub No. US2010/0147782 A1, June 17, 2010. Assignee: Desert Lake Tech

3. US Patent No. 7,651,690 B2 Dated Jan 26, 2010. Assignee: Desert Lake Tech

7장 최상의 기준

1. Carmichael WW (1997),'The Cyanotoxins', Adv in Bot Res, Callow JA ed, Acad Press,pp 211–56

2. Carmichael WW, Drapeau C, Anderson DM (2000), J Appl Phycology, 12:585–595

3. Chu FS, Huang X, Wei RO (1990), J Assoc Analyt Chem, 73: 451–6

4. An JS, Carmichael WW (1994), Toxicology, 32:1495–1507

5. (a) Scallan E et al. (2011), Emerg Inf Dis, 17(1):16–22

   (b) Strom S (Jan 4, 2013), New York Times

6. Dirikolu L et al. (2010), Nutr Diet Suppl, 2:125–135

7. Dirikolu L et al. (2011), ibid., 3:19–30

8. Drapeau C et al. (2009), Anticgancer Research, 29:443–8

9. Liu Y et al. (2000), J Appl Phycology, 12:125–130

10. Jensen GS et al. (2000), J Amer Nutr Assoc, 2:50–58

제4부 웰니스의 전환 (The Wellness Transformation)
8장 웰니스, 뉴트리션 & 의학

1. (a) Vasa M et al. (2001), Circ Res, 89(1):E1–7

   (b) Werner N et al. (2005), N Engl J Med, 353(10):999–1007

2. Marchesi C et al. (2008), PLoS ONE, 3(5):e2218

3. Junhui Z et al. (2008), Respir Med, 102(7):1073–9

4. (a) Herbrig K et al. (2006), Ann Rheum Dis, 65(2):157–163

   (b) Grisar J et al. (2005), Circulation, 111(2):204–211

5. Zhu J et al. (2006), Arch Med Res, 37(4):484–9

6. Westerweel PE et al. (2007), Ann Rheum Dis, 66(7):865–870

7. Eizawa T et al. (2003), Curr Med Res Opin, 19(7):627–633

8. Lee ST et al. (2008), Neurology, 70(17):1510–7

9. Antarr D (2008), Abstract Mtg of the ISSCR, Philadelphia, Penn.

10. School of Public Health, Harvard University, Boston, Mass.

11. Danaei G et al. (2009), PLoS Med, 6((4)

9장 줄기세포 라이프스타일

1. Laurent GJ (1982), Biochem J, 206:535–544

2. Nakamura Y et al. (1995), Am J Respir:Crit Care Med, 151(5):1497–1503

3. Ockene IS, Miller NH (1997), Circulation, 96:3243–47

4. McVeigh GE et al. (1996), Am J Cardiol, 78:668–672

5. Schachinger V , Britten MB, Zeiker AM (2000), Circulation, 101:1899–1906

6. Moreno H Jr., et al. (1998), Am J Physiol, 275:H1040–45

7. (a) Gill M et al. (2001), Circ Res, 88:167–174

(b) Tateishi-Yuyama E et al. (2002), Lancet, 360:427–435

(c) Shintani S et al. (2001), Circulation, 103:2776–9

8. Takashi T et al. (1999), Nat Med, 5:434–438

9. Michaud SE et al. (2006), Atherosclerosis, 187(2):423–432

10. Kondo T et al. (2004), Arterioscler Thromb Vasc Biol, 24:1442–7

11. The US Surgeon General's Report (2004) : The Health Consequences of Smoking

12. Tran BT, Halperin A, Chien JW (2011), Biol Blood Marrow Transplant, 17(7):1004–11

13. Liu XD et al. (2001), J Lab Clin Med, 137(3):208–9

14. O'Keefe RJ et al. (2008), presented at Ann Mtg Orthop Res Soc, San Francisco

15. Hitoshi S et al. (2006), Proc Ann Mtg of the ISSCR, p.103

16. Saito T et al. (1997), Surg Today, 27(7):627–631

17. Levite M (2008), Curr Opin Pharmacol, 8(4):460–471

18. Ben-Eliyahu S et al. (1990), Behav Neurosci, 104(1):75–91

19. De la Fuente M, Delgado M, Gomariz R (1996), Adv Neuroimmunol, 6(1):75–91

20. Beresford L et al. (2004), Immunology, 111(1):118–125

21. Katayama Y et al. (2006), Cell, 124(2):407–421

22. Bonsignore MR et al. (2002), J Appl Physiol, 93(5):1691–7

23. (a) Morici G et al. (2005), Am J Physiol:Regul Integr Comp Physiol, 289(5):R1496–1503

    (b) Schmidt A et al. (2007), Brit J Sports Med, 43(3):195–198

24. Stout CI et al. (2007), Amer Surg, 73(11):1106–10

25. Yarrington A, Mehta P (1998), Pediatr Transplant, 2(1):51–55

26. Haldar C, Haussler D, Gupta D (1992), J Pineal Res, 12(2):79–83

27. (a) Jiang HW, Ling JQ, Gong QM (2008), J. Endod, 34(11):1351–4

    (b) Garg R et al. (2008), Catheter Cardiovasc Interv, 72(2):205–9

28. (a) Pais E et al. (2006), Clin Hemorheol and Microcirc, 35:139–142

    (b) Fujita M et al. (1995), Biol Pharm Bull, 18(10):1387–91

29. Bickford PC et al. (2006), Stem Cell Dev, 15(1):118–123